VORWORT

Niemand ist gern krank. Wir alle wollen gesund, schmerzfrei und fit sein. Dennoch sind Symptome und Krankheiten häufig Begleiter unseres Lebens, und viele Menschen leiden dauerhaft unter Schmerzen oder sind chronisch krank. Um dem zu entgehen, bekämpfen wir meist die Symptome in der Hoffnung, dadurch schnell wieder gesund zu werden.

Aus schamanischer Sicht aber möchte uns jede Krankheit und jedes Symptom etwas mitteilen. Schamanen sehen Krankheiten als Botschaften unserer Seele. Daher geht es nicht nur darum, die Krankheit zum Verschwinden zu bringen, sondern auch darum, zu verstehen, weshalb wir uns nicht wohlfühlen oder krank geworden sind.

Genauso wie jeder Mensch ist auch die Botschaft jeder Krankheit ganz individuell und bezieht sich nur auf den betroffenen Menschen. Um diese Botschaft zu verstehen, können wir mit schamanischen Methoden in direkten Kontakt mit der Krankheit treten oder, wie es Schamanen ausdrücken würden, »mit ihrem Wesen kommunizieren«, ihren Symbolgehalt erfassen und so ihren tieferen Sinn verstehen.

Auf dieser Grundlage ist es uns möglich, zielgerichtet Veränderungen in unserem Leben vorzunehmen und so den Symptomen die Basis zu entziehen. Wir haben den Schlüssel zur Selbstheilung also in der Hand.

In der Arbeit mit Klienten zeigt sich immer wieder, dass wir durch ein Verständnis der Botschaften unserer Krankheit die besten Voraussetzungen schaffen, um wieder gesund zu werden.

Diese Sichtweise fordert zweifellos zu einem radikalen Umdenken auf, weil sie unsere eigene Verantwortung für unsere

STEFAN LIMMER

SCHAMANISCHE KRANKHEITS DEUTUNG

INHALT

Krankheiten und Symptome anspricht, egal, worum es sich dabei handelt.

Wenn du mit den im Buch vorgestellten Methoden arbeiten möchtest, beachte bitte unbedingt: Ärztlich verordnete Therapien und Medikamente dürfen keinesfalls selbstständig abgesetzt werden. Hier ist immer zuvor ein Arzt zu konsultieren. Die in diesem Buch beschriebenen Deutungen und Empfehlungen haben keineswegs das Ziel, derartige – manchmal lebensrettende – Maßnahmen zu ersetzen.

Meine Vision ist es, dass die verschiedenen Richtungen, die sich mit der Gesundheit des Menschen beschäftigen, endlich ihre dogmatischen Grabenkämpfe beenden und zusammenarbeiten, damit sich daraus eine ganzheitliche Medizin entwickelt, die wieder den Menschen in den Mittelpunkt stellt.

Ich wünsche mir eine Medizin, die an echter, tiefgehender Heilung interessiert ist und dafür alles Notwendige tut – auf körperlicher, geistiger, seelischer, energetischer, mentaler und emotionaler Ebene; eine humane Medizin, die mit der Natur arbeitet und nicht gegen sie. Eine Medizin, die die Seele heilt und die Entwicklung des Menschen fördert.

Ein Medizinsystem, dessen Basis marktwirtschaftliches Denken ist, kann dieser Vision niemals gerecht werden. Krankheit und Gesundheit lassen sich nicht in betriebswirtschaftliche Zahlen pressen, sondern erfordern Therapeuten, die bereit sind, den kranken Menschen in seiner Ganzheit, Individualität und Einzigartigkeit zu sehen, und die nicht in starren, festgelegten Diagnoserahmen und budgetierten Behandlungsschemata denken.

Ebenso wie uns eine rein materielle Weltsicht bei einer ganzheitlichen Sichtweise von Krankheit und Gesundheit nicht weiterhilft, kann dies auch eine rein energetische Betrachtungsweise, die die materiellen und schulmedizinischen Zusammenhänge ignoriert, nicht tun. Da wir in einer materiellen Welt leben, hat es keinen Sinn, nur noch in geistig-seelischen Dimensionen zu schweben.

Wir beschäftigen uns in diesem Buch zunächst mit den Ursachen, die aus schamanischer Sicht allen Krankheiten zugrunde liegen. Auf diese Weise bekommst du ein Werkzeug an die Hand, mit dem du deine Symptome selbst deuten kannst und tiefer liegende Zusammenhänge verstehst.

Später besprechen wir konkrete, häufig vorkommende Krankheitsbilder und Symptome. Hier lassen sich zwar grundlegende Muster erkennen, doch dein persönlicher Hintergrund sollte immer in die Betrachtungen miteinfließen. Dadurch kann sich unter Umständen ein komplett anderes Bild ergeben, als man erwartet hätte und das auf einen anderen Menschen mit denselben Symptomen vielleicht überhaupt nicht zutrifft. Kombinieren wir beides – die individuelle Ebene mit den allgemeingültigen Gesetzmäßigkeiten –, dann ergibt sich ein umfassendes Bild der Krankheit, und es eröffnen sich einzigartige Wege für deine Heilung.

Aus Gründen der besseren Lesbarkeit verwende ich im Buch hauptsächlich die männliche Form. Dies ist natürlich keinesfalls diskriminierend gemeint, und ich hoffe, dass sich alle Leserinnen genauso angesprochen fühlen und niemand ein Problem damit hat.

Nun wünsche ich dir eine erkenntnisreiche und spannende Reise zu deinen eigenen Symptomen und daraus resultierend ein neues, tiefgehendes und transformierendes Verständnis von dir selbst. Möge sich daraus der Weg deiner ureigenen Gesundheit aufzeigen.

Stefan Limmer
Rettenbach, im September 2018

Warum wir hier auf dieser Erde sind

*In dem Augenblick, in dem ein Mensch
den Sinn und den Wert des Lebens bezweifelt,
ist er krank.*

SIGMUND FREUD (1856–1939), ÖSTERREICHISCHER PSYCHIATER
UND BEGRÜNDER DER PSYCHOANALYSE

DAS SCHAMANISCHE
WELT- UND MENSCHENBILD

Der Schamanismus ist wohl die älteste spirituelle Praxis, die die Menschheit kennt. Er ist frei von allen Dogmen und unabhängig von kulturellen und religiösen Hintergründen. Er wurde und wird überall auf der Welt praktiziert, um die Verbindung zu den Göttern herzustellen, um die Natur zu ehren und um Heilung zu erlangen.

Jeder Schamane hat seine eigenen Techniken und Rituale, um die Ebene des Verstandes zu verlassen und in die »unsichtbaren Welten« zu reisen, die jenseits unserer sichtbaren Welt existieren. Dort kann er Kontakt zur individuellen und zur kollektiven Seelenebene aufnehmen. Insbesondere wenn es um Krankheiten geht, helfen uns schamanische Wege, deren Botschaft zu entschlüsseln und notwendige Veränderungen vorzunehmen, um wieder zu gesunden.

DIE REINKARNATION

Wir alle sind Wanderer durch die verschiedenen Dimensionen von Raum und Zeit. Die Reinkarnation, also die Wiedergeburt, ist ein fester Bestandteil im schamanischen Weltbild. Der Schamane weiß um die Reise, die sich aus Geburt, Leben, Sterben, Tod und Wiedergeburt zusammensetzt und sich so lange wiederholt, bis wir uns im Zustand der Erleuchtung befinden.

Wie du auf der Abbildung siehst, ist der Mensch während seiner Wanderung durch die verschiedenen Leben vielen Belastungen ausgesetzt, die nicht selten Blockaden und Disharmonien hervorrufen und dadurch zu Krankheiten führen können.

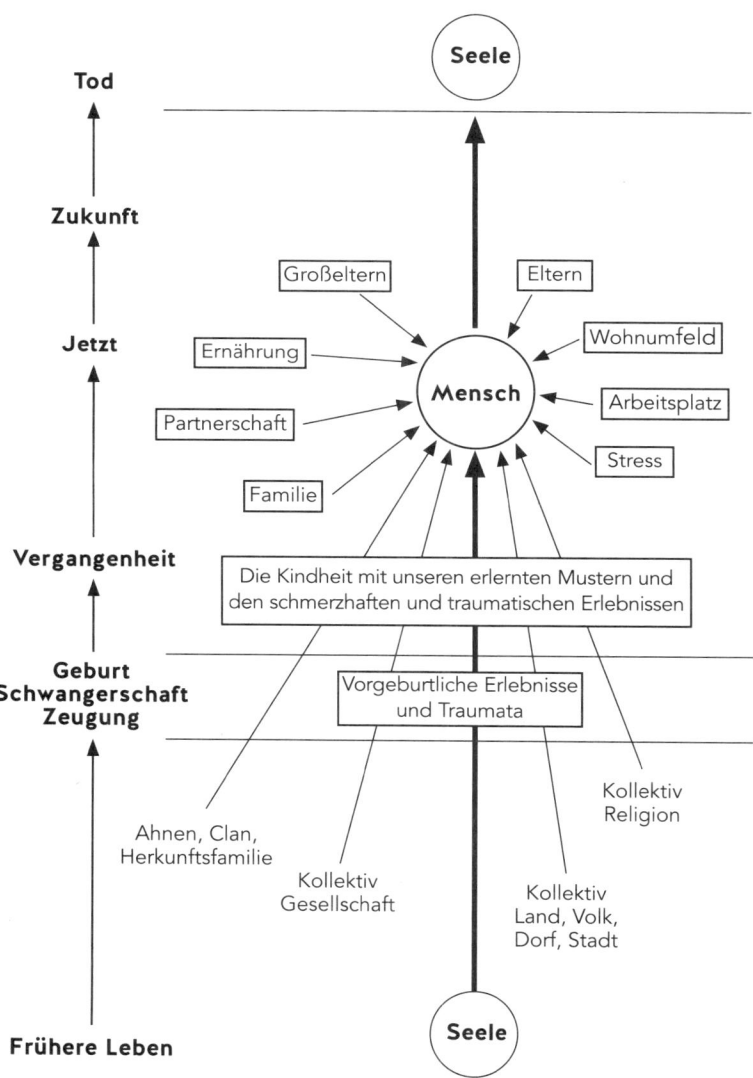

Der Mensch auf seiner Wanderung durch Raum und Zeit

DAS SCHAMANISCHE WELTBILD

Werfen wir nun einen Blick auf die Welt, wie Schamanen sie wahrnehmen. Schamanen gehen davon aus, dass die Welt und das Universum aus drei Ebenen bestehen: der oberen Welt, der mittleren Welt und der unteren Welt. Jede dieser Ebenen hat eine bestimmte Bedeutung und alle Ebenen durchdringen sich gegenseitig.

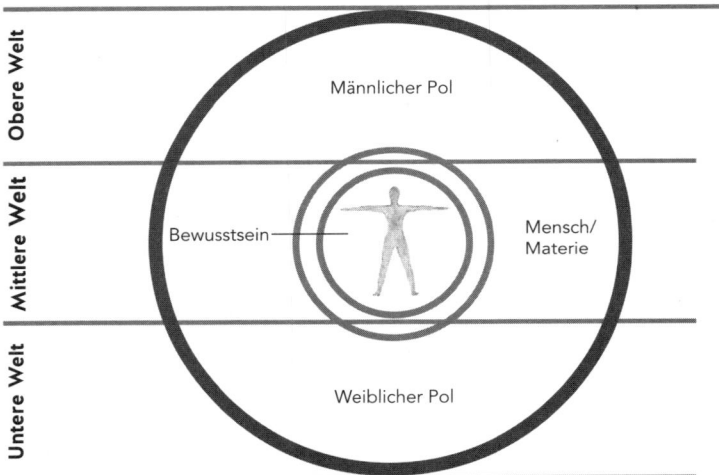

Das schamanische Weltbild im Schema

Ein ähnliches Modell kennen wir auch aus dem Christentum. Hier entspricht die obere Welt dem Himmel, die mittlere Welt unserer »normalen« Welt und die untere Welt der Hölle. Die mittlere Welt ist nach diesem Verständnis der Bereich, in dem wir Menschen die Chance erhalten, zu beweisen, dass wir gut genug sind, um nach unserem Tod Einlass in den Himmel zu bekommen. Erweisen wir uns dessen nicht als würdig, landen wir dem christlichen Glauben nach in der Hölle. Es gibt also eine Wertung der Ebenen: Oben ist gut, unten ist böse, der Mensch steht dazwischen.

Der Richtungsbezug dieser Wertung ist in der Bibel selbst nicht zu finden. Himmel und Hölle sind in ihrer spirituellen Bedeutung sicherlich nicht räumlich verortet. Es lässt sich vermuten, dass diesem Bild patriarchale Deutungsmuster zugrunde liegen. Begriffe und Eigenschaften wie *oben*, *Gott*, *Himmel*, *Verstand* und *Denken* werden dem männlichen Prinzip zugeordnet, sie gelten als gut und erstrebenswert. Analog zur Anatomie unseres menschlichen Körpers werden sie mit dem Sitz des Kopfes assoziiert. Begriffe und Eigenschaften wie *unten*, *Hölle*, *Lust*, *Teufel*, *Triebe*, *Schmutz* und *Gefühl* werden nach diesem Verständnis dem weiblichen Prinzip und räumlich den Eingeweiden und den Sexualorganen zugeordnet. Das weibliche Prinzip wird als schlecht bewertet.

Nach meiner Auffassung leitet die patriarchale Kultur ihre bis heute bestehende (und nur langsam bröckelnde) Vorherrschaft und Dominanz noch immer aus diesem Denken ab.

KRANKHEITSDEUTUNG

Wenn wir unsere Krankheit ablehnen und bekämpfen, sind wir im patriarchalen Denken gefangen und füttern sie auf energetischer Ebene mit neuer Energie. Frage dich selbst:

◇ Kann ich meine Krankheit wertfrei annehmen?

Erst im Annehmen und Verstehen ihrer Botschaft schaffen wir die Voraussetzung, um wieder gesund zu werden.

Die alltägliche und die nicht-alltägliche Wirklichkeit

Die mittlere Welt wird von Schamanen noch einmal in zwei Ebenen unterteilt: die alltägliche und die nicht-alltägliche Wirklichkeit. Die alltägliche Wirklichkeit entspricht dem Bereich der Realität, in dem wir uns in unserem normalen Bewusstsein befinden, unserem uns bekannten, normalen Leben mit all seinen Erscheinungsformen. In diesem Bereich bewegen wir uns, wenn wir wach sind.

Wenn du zum Beispiel morgens zur Arbeit gehst, an einer roten Ampel stehst und die Menschen und den Verkehr um dich herum wahrnimmst, dann befindest du dich auf dieser Wahrnehmungsebene. Stehst du aber an besagter Ampel und siehst plötzlich einen rosaroten Elefanten die Straße überqueren und dann noch einen blauen Elefanten, der wie aus dem Nichts auftaucht und gleich wieder hinter der nächsten Straßenbiegung verschwindet, dann befindest du dich höchstwahrscheinlich auf der Ebene der nicht-alltäglichen Wirklichkeit.

Die obere und die untere Welt und die nicht-alltägliche Wirklichkeit sind unsichtbare Bereiche der Realität, die wir im normalen Wachzustand nicht erfassen können.

In unserer Gesellschaft werden solche Wahrnehmungen als pathologisch und dringend behandlungsbedürftig angesehen: Wir nehmen etwas wahr, was nicht vorhanden ist. Schamanen würden dies als ein geläufiges Phänomen der nicht-alltäglichen Wirklichkeit ansehen, also als etwas völlig Normales. Sie sprechen in diesem Zusammenhang auch von der Wahrnehmung durch das erste und das zweite Bewusstsein.

Da die anderen Ebenen aber genauso wichtig sind wie die mittlere, bewusste Ebene, haben Schamanen in allen Kulturen der Welt Techniken entwickelt, um dorthin zu gelangen und dort zu arbeiten.

In der oberen Welt haben wir Zugang zu unserer Lebensaufgabe, zu unserem Lebenssinn. Wir können dort mit unserer spirituellen Führung in Kontakt treten, die über unser gesamtes Leben und über die Erfüllung unserer Lebensaufgabe wacht. Diese Ebene entspricht am ehesten dem uns im Christentum bekannten Reich der Schutzengel.

Die untere Welt ist das Land der Seelen. Alles, was uns jemals widerfahren ist, was wir gelernt und erlebt haben, und alles, was uns traumatisch behindert, ist hier wie auf der Festplatte eines Computers abgespeichert. Auf dieser Ebene betreten wir die Welt der schamanischen Archetypen, die entscheidend dafür sind, wie wir durch unser Leben gehen und wie wir handeln. Die nicht-alltägliche Wirklichkeit der mittleren Welt beinhaltet neben vielen anderen Erscheinungen unser Energiefeld und unser Chakrensystem.

DAS SCHAMANISCHE MENSCHENBILD

Im Schamanismus kennen wir vier Bereiche, die den Menschen in seiner Gesamtheit ausmachen:

◇ **Der Geist** ist unsere wirkliche, göttliche Natur. Er ist der Wanderer durch Raum und Zeit. Er geht von einem Leben ins nächste, ist unsterblich, unverletzlich und ewig.

◇ **Die Seele** ist wie ein Rucksack, den der Geist auf seiner Reise mitnimmt. Sie ist fest und untrennbar mit ihm verbunden. In diesem Rucksack befindet sich alles, was der Wanderer in seinen bisherigen Erdenleben erlebt hat. Das heißt, wenn man Zugang zu seiner Seele erlangt, hat man einen Weg, um alle früheren Leben und die Erfahrungen, die man dort gemacht hat, wieder abzurufen. Gleichzeitig birgt der Rucksack den sogenannten Seelengarten, in dem die schamanischen Archetypen – unsere innerseelischen Weisheitsinstanzen – beheimatet sind. Er ist auch der

Zufluchtsort für verloren gegangene Seelenanteile (S. 40),
die wiederum sehr wichtig für die Heilung eines Menschen
sind.

◇ **Der Körper** ist das Fahrzeug für das aktuelle Leben. Der
Geist sitzt am Steuer und lenkt es. Der Körper ist notwendig, damit wir uns in der Welt der Materie bewegen und
die notwendigen Erfahrungen machen können. Er fungiert
mit seinen Symptomen und Krankheiten auch als Anzeige-
instrument für den Zustand der Seele und weist uns über
sein Befinden und seinen Zustand den Weg.

◇ **Das Herz** ist in seiner Funktion als Organ die Triebfeder
der menschlichen, materiellen Existenz. Wenn das Herz
aufhört zu schlagen, stirbt der Körper. Gleichzeitig ist das
Herz zuständig für den freien Fluss der göttlichen, selbst-
losen Liebe. Es fungiert als Sender und Empfänger. Mit
ihm sind wir in der Lage, uns an den universellen Strom
reiner Liebe anzubinden. Die Liebe wiederum ist die
grundlegende Energie, durch die Heilung erst möglich
wird.

DER SINN DES LEBENS

Woher kommen wir, warum sind wir hier, und wohin gehen wir, wenn unser Leben zu Ende ist? Gibt es eine Seelenwanderung? Leben wir nur einmal oder öfter? Ist da ein Sinn in allem? Gibt es eine höhere Weisheit, die hinter dem uns bekannten Universum steht und alles vorherbestimmt, was auf der Welt passiert?

Diese großen Fragen der Menschheit stellt sich wohl jeder von uns irgendwann einmal in seinem Leben. Gerade in Extremsituationen wie beim Verlust eines geliebten Menschen, bei schweren Krankheiten oder schlimmen Unfällen beschäftigen sich Menschen mit diesen Themen.

Aus schamanischer Sicht hat alles Existierende einen tieferen Sinn. Auch unser Leben hier auf der Erde folgt einem höheren Ziel und ist sinnvoll.

Beweise für oder gegen einen Sinn, eine Seelenwanderung oder eine höhere Intelligenz gibt es nicht, und es kann sie auch nicht geben, denn Gott lässt sich in keine mathematische Formel pressen. Und doch gibt es Antworten auf die obigen Fragen. Wir finden sie nur nicht in der uns gewohnten Form.

Der Schamane findet die Antworten nicht im Außen, nicht in Worten, in anderen Menschen oder Ereignissen. Er findet sie tief in sich selbst, in seiner Seele und in der Kraft seines Herzens.

Unser Verstand kann vieles erklären, doch die großen, essenziellen Zusammenhänge kann er nicht verstehen. Wirkliches Verstehen, unmittelbares Wissen um den Sinn der menschlichen Existenz kann nur *erfahren* werden, indem wir uns auf die Reise machen in das Land der Seele. Denn dort offenbaren sich die Antworten in der Unendlichkeit von Zeit und Raum.

Schamanen sehen den Sinn des Menschseins darin, im Einklang mit den Bedürfnissen der eigenen Seele, im Einklang mit den individuellen Lebensaufgaben, mit den Lebensgesetzen und mit den kosmischen Gesetzen zu leben und den Weg des Herzens zu gehen. Jede Form von Krankheit ist ein Hinweis darauf, dass wir nicht unserer grundlegenden Seelenabsicht folgen.

DIE LEBENSAUFGABE

Nach schamanischem Verständnis gibt es eine persönliche und eine überpersönliche Lebensaufgabe. Die persönliche Lebensaufgabe hat in erster Linie mit dem zu tun, was wir uns für diese Inkarnation vorgenommen haben. Sie ergibt sich aus allem, was wir in unseren Vorleben nicht erledigt oder falsch gemacht haben, wo wir also neues Karma (S. 54 f.) angesammelt haben.

Die überpersönliche Lebensaufgabe geht weit über unser individuelles Leben hinaus. Sie fordert uns auf, unser Ego hinter uns zu lassen und uns mit unseren Fähigkeiten in den Dienst der Menschheit und des Kosmos zu stellen. So werden wir zu Dienern, die sich für das Wohl der Gemeinschaft einsetzen.

Die Menschen sollen zu Erdenhütern werden, also die Erde behüten und ihr dienen, statt sie rücksichtslos für die eigenen Interessen auszubeuten. Um diese Lebensaufgabe erfüllen zu können, müssen wir zuerst einen Weg gehen, der unsere persönlichen Verletzungen, Wunden, Krankheiten und Süchte heilt, damit wir uns von unserem Ego und dessen selbstsüchtigen und zerstörerischen Verhaltensweisen lösen können.

Wir alle haben die Aufgabe, die Erde zu schützen und ihr selbstlos zu dienen.

KRANKHEITSDEUTUNG

Krankheiten entstehen, wenn wir nicht dem Ruf unserer Seele folgen, also wenn wir nicht das leben, wofür wir hierhergekommen sind. Frage dich selbst:

◇ Kenne ich meine persönliche Lebensaufgabe, und lebe ich sie?

◇ Handele ich in einer dienenden Position im Sinne eines Erdenhüters?

Die Seele macht uns in Form von Krankheitssymptomen darauf aufmerksam, wenn wir diese Aufgabe missachten.

DER WEG DES HERZENS

Wie gehst du durch deinen Alltag? Wie wachst du auf, wie beginnst du den Tag?

Szenario 1:

◇ Du öffnest voller Vorfreude und Erwartung die Augen und spürst ein Gefühl von Liebe zu allen Menschen und Dingen, die du nach dem Erwachen erblickst.

◇ Du nimmst das Geschenk dieses Morgens an und fühlst Dankbarkeit für all das Wunderbare in deinem Leben.

Szenario 2:

◇ Du erwachst genervt vom Klingeln deines Weckers, stehst missmutig auf, und dein Verstand beginnt sofort zu plappern und dich an die vielen ungeliebten Verpflichtungen zu erinnern, die auf dich warten.

◇ Beim Anblick deines Partners keimt der Zorn über den Streit des Vortages wieder in dir auf, du ärgerst dich im Bad über die Zahnpastatube, die am falschen Platz liegt, usw.

Den meisten Menschen in unserer Gesellschaft ist das zweite Szenario vertrauter als das erste. Doch woran liegt es, dass wir dazu neigen, unser Leben nicht aus einem Gefühl tiefster Dankbarkeit und Liebe zu leben, und dass wir unsere Aufmerksamkeit hauptsächlich auf das lenken, was uns stört, auf die Probleme, die Krankheiten, den Ärger und den Schmerz?

Schamanen würden sagen: Die Menschen im Westen haben verlernt, den Weg des Herzenskriegers zu gehen. Sie können nicht mehr mit ihren Herzen denken und fühlen, weil diese versteinert sind. Aber gerade das ist für den Schamanen das übergeordnete Lebensziel des Menschen: die universelle Liebe frei fließen zu lassen. Und das Organ, um diese Energie in die Welt zu tragen, ist das Herz. Dies ist das schamanische Verständnis von Erleuchtung.

Wenn ein Mensch sich von allem befreit, was den Fluss der göttlichen Liebe behindert, wenn er also wieder ganz verbunden ist mit der Grundessenz des Universums, dann hat der Mensch seinen Platz im Universum gefunden und kann seine Lebensaufgabe erfüllen.

Die meisten von uns wissen gar nicht, was es heißt, bedingungslos zu lieben. Aufgrund unserer Verletzungen und unseres Grundgefühls der Einsamkeit und des Getrenntseins verwechseln wir Liebe nur allzu oft mit Bedürfnisbefriedigung. Ein Mensch wird meist nicht geliebt, weil er so ist, wie er ist, mit all seinen Fehlern und Schwächen, sondern weil wir etwas auf ihn projizieren und weil wir uns von ihm erhoffen, dass er uns dieses Gefühl der Einsamkeit nimmt und uns auf ewig glücklich macht. Auch wenn wir bei klarem Verstand wissen, dass dies unmöglich ist, suchen wir trotzdem immer weiter nach dem Idealpartner.

Nur die wenigsten Menschen halten irgendwann einmal inne und beginnen, ihre eigenen seelischen Wunden und Verletzungen zu heilen. Dabei müssen wir immer bei uns selbst beginnen. Wir müssen wieder lernen, liebevoll mit uns selbst umzugehen. Einer der wichtigsten Sätze von Jesus lautet: »Liebe deinen Nächsten wie dich selbst.« Bei uns wird der zweite Teil dieser Wahrheit fast immer vergessen. Selbstliebe wird mit Egoismus verwechselt. Aber ohne die Rückkehr zu einer bedingungslosen, umfassenden Selbstliebe können wir niemals von einem anderen Menschen erwarten, dass er uns um unserer selbst willen liebt. Das ist ein universelles Gesetz in diesem Kosmos.

KRANKHEITSDEUTUNG

Liebe ist die Grundvoraussetzung für Gesundheit und Heilung. Frage dich selbst:

◇ Liebe ich mich selbst, so wie ich bin?

◇ Liebe ich andere Menschen, die Welt, die gesamte Schöpfung?

◇ Spüre ich in mir ein bedingungsloses Ja zum Leben?

Ohne Liebe gibt es keine Gesundheit, und Heilung wird verhindert.

Der Schamanismus liefert das nötige Handwerkszeug, um den Zugang zum Herzen wieder frei zu machen. Du kannst in diesem Zusammenhang darüber nachdenken, warum gerade die Herzkrankheiten, Herzinfarkte und Todesfälle aufgrund von Herzerkrankungen in allen westlichen Gesellschaften mit an erster Stelle stehen und in Stammeskulturen praktisch unbekannt sind.

DIE ENTWICKLUNG DER PERSÖNLICHKEIT

In Stammeskulturen war es für die Gemeinschaft überlebenswichtig, dass jedes Mitglied eine starke Persönlichkeit entwickelte, um mit seinen ganz individuellen Fähigkeiten zum Gemeinwohl des Stammes beizutragen. Eine gute Beschreibung dessen, was Persönlichkeit eigentlich ist, finden wir in der westlichen Astrologie in der Beschreibung der zwölf Tierkreiszeichen. Die Tierkreiszeichen bilden die zwölf Bereiche ab, aus denen sich unsere Persönlichkeit zusammensetzt.

Unsere Seele gibt die großen Themen vor, und unsere Persönlichkeit muss entsprechend gut entwickelt sein, um unsere Lebensaufgabe zu erfüllen.

Um gesund zu bleiben, müssen wir die zwölf Bereiche unserer Persönlichkeit so entwickeln und leben, wie es unserem Wesen entspricht. Auch hier gilt, dass Symptome und Krankheiten Ausdruck nicht gelebter oder unterdrückter Persönlichkeitsanteile sind.

Hier eine Kurzbeschreibung der Persönlichkeitsbereiche mit entsprechenden Schlagwörtern zum besseren Verständnis:

◇ **Das Widderprinzip:** Entwicklung einer realen Durchsetzungsfähigkeit. Substanz, Körper, Wille, Pionierarbeit, Selbstbehauptung, Entdeckung der körperlichen Eigenart, die zur Verfügung stehende Energie, Aktivität, Initiative, Wagemut, körperlicher Reiz, körperliche Fitness, sportliche Fähigkeiten.

◇ **Das Stierprinzip:** Entwicklung von wirtschaftlichen Fähigkeiten. Abgrenzung und Absicherung, eigenes Revier, Ansammlung von Materie, Sammeltrieb, Vorratshaltung, materieller Besitz, Vermögen, Einkommen, Finanzen, wirtschaftliche Fähigkeiten, Soziologie, Politik, eigener Lebensstil, Eigenwert, Eigenraum, Genussfähigkeit.

◇ **Das Zwillingsprinzip:** Entwicklung einer gesunden Kommunikationsfähigkeit. Weiterentwicklung und Differenzierung der körperlichen Fähigkeiten, intellektuelle Fähigkeiten, mathematische Fähigkeiten, sprachliche Fähigkeiten, Ausdrucksfähigkeit, Erschließung der Umwelt, Lernfähigkeit, praktische und technische Fähigkeiten, Aufnahme, Verwendung und Weitergabe von Informationen.

◇ **Das Krebsprinzip:** Entdeckung und Entwicklung der eigenen Identität. Entdeckung der seelischen Eigenart, der eigenen Natur, der menschlichen Natur und der Allnatur, Herkunft, Familie, Heimat, das weibliche (mütterliche) Prinzip, inneres Kind, seelische Wärme, eigenes Wesen, eigene seelische Identität, Geborgenheit, natürliches Gewissen, Gefühl, Nahrung, Kleidung, Wohnung.

◇ **Das Löweprinzip:** Entwicklung eines gesunden Selbstbewusstseins. Sammlung der eigenen Gefühle, Emotion, Handlungsfähigkeit, schöpferische Fähigkeiten, Sexualität, Orgasmusfähigkeit, Kinder, Fähigkeit zur Selbstständigkeit, unternehmerische Fähigkeiten, Organisationsfähigkeiten, Ausgehen, Veranstaltung von Festen und Partys, Fähigkeit zur Spontanität, Spiel, Vergnügen.

◇ **Das Jungfrauprinzip:** Entwicklung der Fähigkeit zur Analyse und Selbstkritik. Wahrnehmung und Ausdruck der Gefühle (verbal oder nonverbal), zeigen der seelischen Eigenart, Erschließung der seelischen Welt, Reinigung, Fähigkeit zur Analyse, Kritikfähigkeit, Beobachtungsfähigkeit, Pflege von Körper und Seele, medizinische Fähigkeiten, Anpassungsfähigkeit, Arbeit.

◇ **Das Waageprinzip:** Entwicklung eines eigenen Geschmacks und eigenen Stils. Begegnung, Anziehungs-

kraft, Kontaktfähigkeit, Freundlichkeit, gutes Benehmen,
Partnerschaft, Ergänzung, Gegenpol, Gesetz des Aus-
gleichs, Designfähigkeiten, Gleichgewicht, das rechte Maß,
Strategie und Taktik, Entdeckung der erotischen Eigenart
und des eigenen Schönheitstyps, körperliche und seelische
Ausstrahlung, Fähigkeit abzuwägen und zu vermitteln,
Fähigkeit zum Schaffen von Harmonie und Frieden,
Harmonie zwischen Körper und Seele.

◇ **Das Skorpionprinzip:** Entwicklung der Fähigkeit, Macht
über sich selbst zu bekommen. Beziehungsfähigkeit,
Sammlung der Gedanken, Vorstellung, Leitbild, geistiger
Besitz, Sexualfantasie, Geilheit, Leidenschaft, Stirb-und-
werde-Prozess, Transformationsprozess, die Unterwelt,
Macht, Fixierung, Zwang, Unterdrückung, materielle
Sicherung des anderen, gemeinsamer Besitz, Lebensstil und
gemeinsame Finanzen.

◇ **Das Schützeprinzip:** Entwicklung der Fähigkeit, sich
selbst Glück zu verschaffen. Assimilationsfähigkeit, Expan-
sionsfähigkeit, Bildung, Weltanschauung, Philosophie und
Religion, große geistige und geografische Reisen, Ausland,
Wahrnehmung und Ausdruck der geistigen und der eroti-
schen Eigenart, Differenzierung der Gedanken, Aufbau und
Weiterentwicklung einer Partnerschaft, Darstellung als Paar,
Ausdruck des anderen, gemeinsamer Ausdruck.

◇ **Das Steinbockprinzip:** Entdeckung der eigenen Rechte
und der eigenen Verantwortung. Beruf, öffentliche Rolle,
Berufung, Ideal, Ruhm, Karriereleiter, der Staat, die Vorge-
setzten, Verantwortungsfähigkeit, Rechtsfähigkeit, Gesetze
und Normen, Ordnung, Zielsetzung, Ehrgeiz, Streben
nach Anerkennung, Elternrolle, Familie des Partners,
gemeinsames Empfinden, gemeinsame Wohnung.

◇ **Das Wassermannprinzip:** Entwicklung der Fähigkeit, frei und unabhängig zu sein. Freizeit, Hobbys, Freunde, Widerstand, Opposition, Antihaltung, Seitensprung, Rebellion, Revolution, Fähigkeit zur Befreiung, Fähigkeit zu Freiheit, Gleichheit, Unabhängigkeit, Progressivität, Übertreten von Tabus, Neugier, Selbstständigkeit, gemeinsame Unternehmungen.

◇ **Das Fischeprinzip:** Entwicklung der Fähigkeit, sich selbst zu helfen. Hintergrund, Heimlichkeit, Stille, Zurückgezogenheit, Einsamkeit, Ausgestoßensein, Transzendenz, Flucht, Sucht, Fantasiewelt, Schein, Lüge, Entlarvungsprozess, Alternativszene, Wahrnehmung und Ausdruck der eigenen Verantwortung, praktischer Vollzug der eigenen Rechte, kosmische und hellsichtige Fähigkeiten, Verdrängtes, Bewusstseinserweiterung, gemeinsame Arbeit und Reinigung, gemeinsame Krankheiten und gemeinsame Anpassung (Kloster, Krankenhaus, Gefängnis).

KRANKHEITSDEUTUNG

Die Entwicklung einer starken, gesunden Persönlichkeit ist eine Grundvoraussetzung für unsere Gesundheit. Stelle dir selbst die Fragen:

◇ Welche Bereiche meiner Persönlichkeit sind unterdrückt oder gehemmt?

◇ Welche Auswirkungen hat das auf mein Leben?

◇ Was kann ich tun, um diese Bereiche zu stärken?

Deine Persönlichkeit macht dein Innenleben nach außen sichtbar und ist essenziell für dein Auftreten in der Welt.

VOM SCHICKSAL
UND VOM ZUFALL

Schamanen gehen also davon aus, dass Krankheiten uns nicht zufällig treffen, sondern dass wir sie aus einem ganz bestimmten Grund bekommen. Vor diesem Hintergrund lässt sich fragen, ob es dann überhaupt einen Zufall gibt oder ob nicht alles vorbestimmt ist.

Im Schamanismus gehen wir davon aus, dass alles, was in diesem Universum geschieht, übergeordneten Gesetzmäßigkeiten folgt (S. 48 f.). Auch unser Leben unterliegt diesen Gesetzmäßigkeiten, weshalb wir unseren grundlegenden Lebensplan, unsere Lebensaufgabe und unsere Bestimmung nicht ändern können. Wie unser Leben dann allerdings konkret verläuft, ob wir uns passiv, krank und ohnmächtig den Ereignissen ausgeliefert fühlen, oder ob wir kraftvoll, gesund, aktiv und aus unserer eigenen Schöpferkraft heraus leben, das können wir nach Auffassung der Schamanen sehr wohl beeinflussen. Das mag sich zunächst paradox anhören, aber die Logik des Lebens stimmt mit unserer menschlichen Logik eben nicht immer überein.

Der Schamane glaubt nicht an den Zufall. Er weiß, dass alles, was geschieht, bestimmten Gesetzmäßigkeiten unterliegt.

Erst wenn wir die Ebene des Verstandes verlassen und uns auf die Ebene der Seele begeben – wenn wir beginnen, das Leben aus der Seelenperspektive zu betrachten und aus der Liebe heraus leben –, lösen sich solche scheinbaren Gegensätze auf, und wir können intuitiv und unmittelbar die Einheit von allem erkennen.

SCHULD UND VERANTWORTUNG

Es geht im schamanischen Weltbild nicht darum, ob jemand, der krank ist, selbst schuld ist an seinem Zustand oder nicht. Schuldgefühle oder Schuldzuweisungen bringen uns nicht weiter. Wichtig ist vielmehr, die Krankheit anzuerkennen, ihre tiefere Botschaft zu verstehen und dann entsprechende Veränderungen in unserem Leben, unseren Gedankenmustern und unseren Beziehungen vorzunehmen. Damit übernehmen wir Verantwortung für uns, und das ist wichtig.

Wenn wir uns selbst lieben, dann bringen wir den Mut auf, genau hinzuschauen, ehrlich zu sein und auch unangenehme Entscheidungen zu treffen.

Hüten wir uns vor Überheblichkeit, wenn wir bei anderen Menschen zu erkennen meinen, worin deren Problem besteht und warum sie krank sind. Wir können nie genau wissen, warum sich eine Seele gerade diesen Lebens- und Leidensweg ausgesucht hat und was sie daraus lernen will. Wir können immer nur bei uns selbst ansetzen und uns selbst verändern.

KRANKHEITSDEUTUNG

Verantwortung hilft uns, gesund zu werden, Schuld verhindert Heilung. Stelle dir selbst die Fragen:

◇ Fühle ich mich schuldig?

◇ Fühle ich mich ohnmächtig meiner Krankheit ausgeliefert?

◇ Übernehme ich Verantwortung für mich und meine Gesundheit?

EIGENVERANTWORTUNG

Den meisten Menschen ist nicht bewusst, dass sie es größtenteils selbst in der Hand haben, ob sie gesund oder krank sind, denn eine Krankheit ist wie gesagt kein zufälliges Ereignis, das uns einfach so trifft. Und ebenso ist es mit der Gesundheit. Sie basiert auf einer grundlegenden Haltung, auf einem elementaren und allumfassenden Ja zu uns selbst.

Eine Störung unserer Seelenenergien verursacht Symptome und Krankheiten.

Wenn wir krank werden, ist dies ein Hinweis unseres Körpers, dass wir den von unserer Seele für uns vorgesehenen Weg verlassen haben. Denn wenn die Energien der Seele frei fließen können, unterstützen sie uns auf unserem Lebensweg und erhalten unsere Gesundheit und unser Wohlbefinden.

Falsche Vorstellungen und ein falscher Fokus

Was heißt es für dich, gesund zu sein? Interessanterweise kannst du, solange du dir darüber nicht komplett im Klaren bist, im Prinzip auch nicht völlig gesund sein, weil du verwirrende Botschaften ins Universum sendest. Denn wie soll dich das Universum unterstützen und dir Gesundheit schicken, wenn du nicht weißt, was das für dich bedeutet? Vergegenwärtige dir also, was genau du unter Gesundheit verstehst.

Weitere wichtige Aspekte für deine Gesundheit sind dein Wille, dein Fokus und dein Engagement. Frage dich selbst ehrlich: Bin ich wirklich bereit, *alles* zu tun, um wieder gesund zu werden? Schau dir dazu die drei verschiedenen Ebenen des Wollens an.

◇ Die erste Ebene des Wollens ist **der reine Wille.** Diese Ebene ist wichtig, führt aber für sich genommen zu nichts. Wenn du nur gesund sein willst, ohne dafür aktiv zu werden, ist das Wollen nichts wert. Auf dieser Ebene bist du nicht bereit, auch etwas für deine Gesundheit zu *tun*. Du hoffst, dass sie dir einfach zufällt, ohne dass du etwas dafür ändern musst. Wenn du zum Beispiel glaubst, du könntest dein Leben auf der Couch vor dem Fernseher verbringen, eine Schachtel Zigaretten am Tag rauchen und deine Leber mit Alkohol quälen, dann wird sich an deinen Symptomen nichts ändern.

◇ Die zweite Ebene des Wollens ist **die Übernahme der Verantwortung.** Du übernimmst die Verantwortung für deinen jetzigen Gesundheitszustand und hörst auf, andere Menschen, die Umstände, die Umweltverschmutzung oder was auch immer für deine Krankheit, deine Symptome und deine Beschwerden verantwortlich zu machen. Du entscheidest dich, aktiv zu werden und selbst etwas für deine Gesundheit zu tun.

◇ Die dritte Ebene des Wollens ist ein **bedingungsloses Engagement für deine Gesundheit** ohne Wenn und Aber. Du bist bereit, alles, wirklich alles dafür zu tun, um gesund zu werden. Das ist die Einstellung, die Schamanen als den »Weg des Herzenskriegers« bezeichnen. Hier gibt es keine Kompromisse mehr und keine Zweifel. Es gibt nur eine einzige Option, und die lautet: »Ich bin gesund.« Ein Herzenskrieger geht seinen Weg in völliger Hingabe an seine Mission. Entweder er erreicht sein Ziel, oder er stirbt bei dem Versuch, sein Ziel zu erreichen. Andere Möglichkeiten gibt es nicht, keine Teilerfolge, kein Aufgeben, kein Umkehren.

Ein Schamane geht immer den Weg des Herzenskriegers, egal, ob er für sich selbst oder für andere tätig ist. Er gibt sich seiner Aufgabe völlig hin und engagiert sich bedingungslos, um sein Ziel zu erreichen. Der Herzenskrieger handelt aus der unendlichen Kraft der Liebe, die in seinem Herzen wohnt.

Bist du bereit?

Und jetzt zu dir: Bist du bereit, alles Notwendige zu tun, um gesund zu werden?

◇ Bist du bereit, den Weg der Gesundheit in der oben beschriebenen Form zu gehen, oder spürst du Widerstand in dir?

◇ Meldet sich dein Verstand und versucht dir einzureden, dass es doch völlig ausreichend ist, einen Arzt zu konsultieren und Tabletten zu schlucken?

Wenn du dich dafür entscheidest, bei deinen alten Glaubenssätzen, Verhaltens- und Denkstrukturen zu bleiben, die Verantwortung für deine Gesundheit an einen Arzt abzugeben und weiter zu jammern, statt aktiv zu werden, dann kannst du dieses Buch jetzt weglegen. Gesund wirst du so wahrscheinlich nicht, aber das ist deine Entscheidung.

Wenn du aber willens bist, dich mit Haut und Haaren für deine Gesundheit zu engagieren, dann musst du deine grundlegenden Programmierungen, deine Denkweise und dein Verhalten entsprechend den Erkenntnissen, die du aus der Krankheitsdeutung erhältst, ändern. Du musst dich in das Land deiner Seele begeben, dort Blockaden aufspüren, deine Seele von altem Ballast befreien und krank machende Programmierungen und Denkmuster durch konstruktive, gesunde Strukturen ersetzen. Dann wird der Erfolg – deine Gesundheit – fast unvermeidbar.

Der Einfluss unserer Gedanken und Gefühle

Wenn wir Gedanken denken, die uns nicht gefallen, und sie daher abblocken, ist deren Energie nicht einfach verschwunden. Gerade durch den Akt des »Nichthabenwollens« und die Energie, die das Wegschieben kostet, führen wir solchen Gedanken weitere Energie zu.

Jeder Gedanke, den wir denken, ist immer mit einem Gefühl verknüpft. Dieser Zusammenhang ist uns selten bewusst, und wir wundern uns häufig, warum wir uns so deprimiert, voller Hass, Zorn und Ablehnung fühlen, warum der Neid uns zerfrisst, die Eifersucht in uns hochkocht usw. Gerade Gefühle, die immer wiederkehren, fordern uns auf, die dahinterliegenden Gedankenmuster zu erforschen. Es geht hier darum, das entsprechende Gefühl bewusst wahrzunehmen und es als Wegweiser zu unseren tiefer liegenden zerstörerischen Gedankenmustern zu verstehen.

Oft sind unsere Gedanken und Gefühle auch mit Glaubenssätzen aus unserem Unbewussten verknüpft, ohne dass wir uns dessen bewusst sind. Und das Entscheidende dabei ist: Auf Grundlage unserer Gefühle und Gedanken handeln wir. Es ist also ganz und gar nicht egal, was wir denken.

Jeder kennt das kleine Gedankenexperiment: Wir stellen uns vor, wie wir in eine saure Zitrone beißen, und prompt erhöht sich unser Speichelfluss. Hier findet eine reflexartige körperliche Reaktion statt, die sich unserer willentlichen Steuerung entzieht. Auslöser dieser Reaktion ist auch hier einzig und allein ein Gedanke und ein damit verbundenes Gefühl. Dieser Mechanismus spielt sich, ohne dass wir es bemerken, fortwährend in uns ab und hat einen erheblichen Einfluss auf unseren Gesundheitszustand und unser Wohlbefinden.

Wenn wir keine Macht über unsere Gedanken erlangen, versklaven sie uns innerlich.

Um schädliche unbewusste Reaktionsmuster zu stoppen, können wir unsere negativen und krank machenden Gedanken- und Gefühlsmuster im Medizinrad (S. 106 ff.) aufspüren und entsprechend entkoppeln. Anschließend können wir unsere Vorstellungen mit positiven Gefühlen verbinden und so die Voraussetzungen für neue, gesunde Reaktionsmuster und Verhaltensweisen schaffen.

KRANKHEITSDEUTUNG

Negative Gedanken und Gefühle haben einen unguten Einfluss auf unsere Gesundheit und verhindern oft unsere Heilung. Frage dich selbst:

◇ Welche negativen Gedanken trage ich in mir?

◇ Welche negativen Gefühle tauchen immer wieder auf?

Überlege dir, was du verändern musst, um aus diesen negativen Spiralen auszusteigen.

Krankheiten schamanisch verstehen

Denn eine Gesundheit an sich gibt es nicht, und alle Versuche, ein Ding derart zu definieren, sind kläglich missraten. Es kommt auf dein Ziel, deinen Horizont, deine Kräfte, deine Antriebe, deine Irrtümer und namentlich auf die Ideale und Phantasmen deiner Seele an, um zu bestimmen, was selbst für deinen Leib Gesundheit zu bedeuten habe.

FRIEDRICH WILHELM NIETZSCHE (1844–1900), DEUTSCHER PHILOSOPH

DER TIEFERE SINN
VON KRANKHEITEN

Haben Krankheiten einen tieferen Sinn, und folgen die Krankheitsentstehung und das Krankheitsgeschehen einer uns unbekannten Logik, die über die Erklärungen der Schulmedizin und der Naturheilkunde hinausgeht? Im Schamanismus beantworten wir diese Frage mit einem eindeutigen Ja.

DIE SEELE

Im Schamanismus spielt die Seele eine besondere Rolle. Hier liegt das Hauptarbeitsfeld des Schamanen. Wie alles in diesem Universum ist auch die Seele multidimensional und setzt sich aus unendlich vielen Schichten zusammen. Einige Seelenschichten sind für die schamanische Arbeit besonders wichtig. Wir werden uns im Folgenden einige davon näher anschauen:

◇ den Seelengarten, der der unteren Welt (S. 33) entspricht und die schamanischen Archetypen beheimatet,

◇ die Aura und die Chakren, die wir auch als Seelenenergiefeld und als Seelenenergiezentren bezeichnen, weil sie den menschlichen Seelenausdruck in der nicht-alltäglichen Wirklichkeit (S. 12 f.) darstellen,

◇ den Lehrer, die Geister, den Bauplan und die Idee des Menschen in der oberen Welt (S. 10 f.).

Der Seelengarten

Den Seelengarten betreten wir, sobald wir uns auf eine schamanische Reise in die untere Welt begeben. Bei fast allen Menschen zeigt sich der Seelengarten als urwüchsige Landschaft, ganz ähnlich der wilden Natur in der alltäglichen Wirklichkeit. Allerdings gelten hier die uns vertrauten Naturgesetze nicht. Du kannst im Seelengarten fliegen oder in Sekundenschnelle von einem Ort zum anderen wechseln. Ein Großteil der schamanischen Heilarbeit findet hier statt. Manche Bereiche des Seelengartens können aber nur von erfahrenen Schamanen betreten werden. Die Reise zum inneren Heiler und zum Wesen der Krankheit, die du auf beiliegender CD findest, führen dich in den Seelengarten.

Die Archetypen der Seele – die Helfer im Seelengarten

Archetypen sind Urbilder der Seele. Sie wirken in unterschiedlicher Ausprägung in jedem Menschen. Im Schamanismus gehen wir in direkten Kontakt mit den Archetypen. Mit ihrer Hilfe findet tiefgehende Heilarbeit statt.

Stell dir vor, du kommst in ein Gebäude, in dem für alle Probleme, Symptome und Krankheiten verschiedene Ärzte, Heiler, Berater, Coachs und andere Fachleute arbeiten. Sie betrachten dein Anliegen allerdings nicht isoliert nur aus der Warte ihres jeweiligen Fachgebiets, sondern arbeiten für dein Wohl und deine Gesundheit alle zusammen. Und es kommt noch besser: Die hier Arbeitenden widmen sich dir nicht nur für die Dauer deines Besuchs in diesem Gebäude – sie unterstützen dich auch in deinem Alltag, wann immer du ihre Hilfe benötigst.

So wie diese Helfer kannst du dir die innerseelischen Archetypen vorstellen. Sie spiegeln uns verschiedene Aspekte unserer eigenen Weisheit. Jeder von ihnen ist auf ganz bestimmte Lebensbereiche spezialisiert, doch alle arbeiten auch zusammen. Durch schamanische Reisen können wir in Kontakt mit unseren

Archetypen treten und erfahren dann mehr über die unseren Beschwerden zugrunde liegenden innerseelischen Probleme.

Folgende Archetypen gibt es im Schamanismus:

◇ **Das Krafttier** – es führt dich auf allen Seelenreisen.

◇ **Der Quell des Lebens** – der Ort, wo du dein Urvertrauen findest und dich mit der Urkraft des Universums verbindest.

◇ **Der innere Krieger** – er sorgt für stabile Grenzen und einen festen Standpunkt.

◇ **Der Ort der Kraft** – er verbindet dich mit deiner innerseelischen Kraft. Dort kannst du auftanken und dich ausruhen.

◇ **Der innere Lehrer** – er berät dich in allen wichtigen Lebensfragen.

◇ **Der innere Heiler** – er hilft dir, deine Selbstheilungskräfte zu aktivieren.

◇ **Der Schmied** – er trennt alles Alte, Überlebte ab, etwa vergangene Beziehungen.

◇ **Das Feuer der Transformation** – es hilft, Probleme oder Blockaden zu transformieren.

◇ **Der Herzenskrieger** – er zeigt dir den Weg zu deiner Bestimmung.

◇ **Der Übergang ins Licht** – es ist der Übergang aus diesem Leben in den Tod und darüber hinaus.

◇ **Der Fels der Ahnen** – er verbindet deine Individualseele mit dem Kraftfeld und der Weisheit deiner Herkunftsfamilie.

◇ **Der Berg der Visionen** – er ist der innerseelische Ort, an dem du deine Lebensaufgabe erkennst.

◇ **Der innere Mann** – er spiegelt den männlichen Anteil in dir.

◇ **Die innere Frau** – sie spiegelt den weiblichen Anteil in dir.

◇ **Die Liebenden** – sie zeigen dir die Verbindung deines

männlichen und weiblichen Anteils und verbinden dich mit deiner Schöpferkraft.

◇ **Das innere Kind** – es ist die Essenz aus der Verbindung zwischen innerem Mann und innerer Frau und verbindet dich mit dem spielerischen Teil in dir.

KRANKHEITSDEUTUNG

Die Archetypen zeigen uns klar auf, bei welchen Seelenthemen wir Probleme haben. Frage dich selbst:

◇ Mit welchen der im Zusammenhang mit den Archetypen genannten Themen habe ich zu tun?

Beschäftige dich ausführlich damit, und überlege dir, ob du die beschriebene Thematik in deinen Symptomen wiederfindest.

Die Aura und die Chakren

Deine Aura – dein Seelenenergiefeld – umgibt dich wie eine Hülle. Sie steht einerseits in ständigem Kontakt mit der Welt um dich herum und ist andererseits über die Chakren in direktem Austausch mit deiner Seele. Je nach deiner momentanen Verfassung kann sie schwächer oder stärker sein und in verschiedenen Farben leuchten. Die Reichweite der Aura beträgt zwischen 30 Zentimeter und einem Meter um den Körper herum.

Jede Form von Trauma, Blockade und Krankheit hinterlässt ihre Spuren in der Aura. Insofern ist sie ein wichtiger Indikator für deine Verfassung.

Die Chakren verbinden unter anderem deinen Seelengarten und deine Seelenenergie mit deiner Aura. Im Schamanismus kennen wir neun Chakren:

Das erste Chakra (Wurzel-/Basischakra)
Das zweite Chakra (Sakral-/Sexualchakra)
Das dritte Chakra (Nabel-/Solarplexuschakra)
Das vierte Chakra (Herzchakra)
Das fünfte Chakra (Kehlchakra)
Das sechste Chakra (Stirnchakra)
Das siebte Chakra (Kronenchakra)
Das achte Chakra (Seelengarten)
Das neunte Chakra (Spirit)

Jedes Chakra hat einen bestimmten Bezug zu verschiedenen Organen und Körperbereichen und zu bestimmten Grundthemen der menschlichen Persönlichkeit. Wir werden darauf später genauer eingehen (S. 96 f.).

Jede Seele strebt nach Vollkommenheit, nach Ganzheit und Gesundheit. Je weiter sich ein Mensch davon entfernt, desto größer ist die Wahrscheinlichkeit, dass sich dieses Getrenntsein von der Schöpfung und von der eigenen Seelennatur in körperlichen, geistigen oder seelischen Symptomen äußert.

Die schamanische Heilarbeit hat unter anderem die Aufgabe, die Kraft der Archetypen zu stärken, die Aura und die Chakren zu aktivieren, Blockaden in der oberen Welt aufzulösen oder verloren gegangene Seelenanteile (S. 40) zurückzuholen. Dadurch entsteht auf seelischer Ebene wieder Ganzheit, die dem Klienten die Möglichkeit eröffnet, auch auf allen anderen Ebenen des menschlichen Seins etwas zu verändern und zu heilen.

Durch die Führung durch spirituelle Kräfte ist der schamanische Heiler in der Lage, die Ursachen einer Krankheit zu erkennen und durch die Arbeit an ihnen erste Schritte zur Heilung einzuleiten. Gemeinsam mit dem Klienten klärt er, welche Schritte notwendig sind, um die Selbstheilungskräfte des Betroffenen zu aktivieren. Mit einfachen schamanischen Techniken ist heute aber jeder auch allein in der Lage, die tiefere Botschaft seiner Symptome und Krankheiten zu verstehen.

RATIONALITÄT, LOGIK UND DAS SENKRECHTE DENKEN IN ANALOGIEN

Wir im rationalen, naturwissenschaftlich orientierten Westen gehen davon aus, dass jedes Geschehen eine Ursache und eine Wirkung hat. Dabei beziehen wir uns auf die lineare Zeitachse von Vergangenheit, Gegenwart und Zukunft. Dem Schnupfen von heute liegt die Vireninfektion von vor zwei Tagen zugrunde. Wir glauben, dass die Infektion rein zufällig war und keinen tieferen Sinn hat. So sieht es die westliche Medizin bei vielen Krankheiten und spricht den Menschen damit, wie bereits erwähnt, von seiner eigenen Verantwortung frei.

Ein Ungleichgewicht oder Defizit in der Seele ist Ursache für das Krankheitsgeschehen.

Wenn überhaupt, wird auf eine ungesunde Lebensführung verwiesen (was grundsätzlich natürlich sinnvoll ist).

Gemäß dem schamanischen Verständnis von Krankheiten hat jedes Krankheitsbild und jedes Symptom seine Ursache auf der Seelenebene.

Alles im Universum folgt einer bestimmten Logik, welche allerdings nicht an das Ursache-Wirkungs-Prinzip und die Zeitachse dieses einen Lebens gebunden sein muss.

Das Denken in Analogien spielt in der schamanischen Krankheitsdeutung eine wichtige Rolle, ähnlich wie wir es aus dem astrologischen Denken in Urprinzipien kennen. Die Viren sind dann immer noch der Auslöser des Schnupfens auf der materiell-körperlichen Ebene, aber sowohl die Symptome als auch die Viren geben uns Hinweise auf die seelischen Themen, die wir analog dazu betrachten und bearbeiten können.

Diese »senkrechte« Art des Sehens und Denkens folgt dem Gesetz der Analogie, es geht also um die nicht-kausalen Zusammenhänge, die C. G. Jung auch als Synchronizität bezeichnet hat. Wenn wir in Analogien denken, dann erfassen wir mehrere Ebenen der Realität gleichzeitig.

Im Schamanismus arbeiten wir mit beiden Denkweisen, sodass auch hier ein ganzheitlicher Ansatz entsteht. Einerseits betrachten wir Krankheiten auf der Zeitachse und suchen in der Vergangenheit und – für uns schwer vorstellbar – manchmal auch in der Zukunft nach den innerseelischen Krankheitsursachen eines Menschen. Andererseits betrachten wir das Krankheitsgeschehen nach den Kriterien des senkrechten Denkens und erforschen, was uns das Symptom und die Krankheit nach dieser Betrachtung und aus Seelensicht sagen wollen.

Der Schamane denkt (auch) in Analogien, um die Hintergründe einer Krankheit zu erkennen.

SCHAMANISMUS UND NATURWISSENSCHAFT

Wissenschaftliche Erklärungen für die Seele oder eine Bestätigung für die schamanischen Modelle der Welt und des Menschen gibt es bisher nicht. Das schreckt naturwissenschaftlich-rational denkende Menschen oft ab und lässt sie spirituelle, schamanische oder auch esoterische Sichtweisen ablehnen, da diese nicht in ihr aufgeklärtes Weltbild passen. Wer will sich schon mit Geistern, Verwünschungen, feinstofflichen Phänomenen oder der Seele als Krankheitsauslöser auseinandersetzen, wenn doch die Schulmedizin und die Wissenschaft uns suggerieren, dass wir wie eine große Maschine funktionieren.

Der Glaube an psychische, seelische und energetische Einflussfaktoren, die nicht wissenschaftlich erklärbar sind, wird nicht selten als unseriös und Scharlatanerie abgetan. Aber der Mensch ist nun einmal keine Maschine, und unser Körper unterliegt vielerlei Einflussfaktoren, von denen wir nur einen Bruchteil wirklich wissenschaftlich oder schulmedizinisch erklären können. Phänomene wie die Spontanheilung und der Placebo-Effekt und Heilmethoden wie Akupunktur oder Homöopathie sind alle völlig unwissenschaftlich – und trotzdem oft heilsamer als so manche schulmedizinische Symptombehandlung.

Bei unvoreingenommener Betrachtung wird dem einen oder anderen vielleicht klar, dass sie eine Möglichkeit sein können, die eigene Gesundheit und den Prozess des Gesundwerdens mit einfachen Maßnahmen zu unterstützen. Denn erst, wenn wir selbst Verantwortung für uns und unser Leben übernehmen, holen wir uns unsere eigene Schöpferkraft zurück, und es öffnet sich ein Raum in uns, der uns die Macht gibt, uns selbst zu heilen. Solange wir glauben, die Krankheit habe nichts mit uns zu tun oder nur die bösen Viren seien schuld – wie dies im schulmedizinischen Denken oft der Fall ist –, haben wir keine Möglichkeit, durch Selbsterkenntnis und inneres Wachstum auf sie einzuwirken.

Die Vielschichtigkeit einer Krankheit

Im Schamanismus gehen wir davon aus, dass jedes Krankheitsgeschehen vielschichtig ist und sich nicht auf die körperliche oder die psychische Ebene oder auf bestimmte Symptome reduzieren lässt, sondern den ganzen Körper und alle seine Ebenen miteinschließt.

Genauso wie jeder Mensch einzigartig ist mit seinen Erlebnissen, seiner Herkunftsfamilie und seiner Seelenreise, genauso einzigartig sind auch die diesen Menschen betreffenden Krankheiten. Mein schamanischer Ansatz ist es, möglichst viele Ebenen, die uns als Mensch ausmachen, miteinzubeziehen.

Um Krankheiten in ihrem ganzen Umfang ursächlich erfassen und einen dauerhaften, tief gehenden Heilungsweg beschreiten zu können, brauchen wir eine ganzheitliche Vorgehensweise.

DIE SCHLÜSSELSTELLUNG DER SEELE FÜR UNSERE GESUNDHEIT

Die Hauptaufgabe unserer Seele besteht darin, uns immer wieder daran zu erinnern, dass wir uns auf dem Weg in unsere wahre geistige Heimat, ins Paradies, befinden. Die Seele speichert alles, was wir bisher getan, gedacht, gefühlt und was wir anderen zugefügt haben.

Schamanen führen deshalb jede Krankheit auch auf ein Ringen der Seele um die Liebesfähigkeit eines Menschen zurück.

Die Seele kennt nur ein Ziel: selbstlose Liebe. Egal welche äußere Lebenssituation gerade vorliegt, nach unserem Verständnis hat absolut jede Krankheit ihren Ursprung in der Seele, wo alle nicht gelösten Traumata, alles, was in eine Starre geführt hat, abgespeichert sind. Hier finden wir den Schlüssel, um wieder gesund zu werden.

Die Seele hat unendlich viele Möglichkeiten, um uns zu zeigen, worum es wirklich geht, woran wir immer wieder scheitern und wo unsere Urverletzungen liegen, die geheilt werden wollen. Jede Krankheit spiegelt uns eine Wunde in unserer Seele, die darauf wartet, heilen zu dürfen.

 DIE VERLETZUNGEN DER SEELE – SEELENVERLUST

Nach schamanischem Verständnis entsteht eine Krankheit auf der Seelenebene. Alle Bereiche der Seele können davon betroffen sein, am gravierendsten ist dabei ein sogenannter Seelenverlust.

Stell dir zur Veranschaulichung die Seele als eine Kugel vor. Immer wenn etwas geschieht, was der Absicht der Seele nicht entspricht, spaltet sich ein kleiner Teil aus dieser Kugel ab. Es entsteht eine energetische Lücke, die sich auf körperlicher, psychischer oder geistiger Ebene in Form von Beschwerden, Krankheiten, Ticks oder Süchten zeigt. Auslöser können zum Beispiel ein Schock, ein Unfall, eine schwere psychische Belastung oder der Verlust eines geliebten Menschen sein. Denke daran, dass solcherlei Ereignisse nicht zufällig in dein Leben treten, sondern als Hilfestellung gedacht sind, damit du den für dich bestimmten Lebensweg gehst und deine Lebensaufgabe erfüllst.

Ein Seelenverlust kann auch schon vorgeburtlich auftreten, wenn Mutter, Vater oder beide Elternteile starken Belastungen ausgesetzt sind oder das Kind ablehnen. Ebenso kann die Seele durch karmische Probleme belastet sein und entsprechende krank machende Themen bereits mitbringen.

KRANKHEITSDEUTUNG

Ein Seelenverlust ist aus schamanischer Sicht die gravierendste Krankheitsursache. Frage dich selbst:

◇ Habe ich das Gefühl, dass obige Beschreibung des Seelenverlustes auf mich zutrifft?

Gehe im Zweifelsfall zu einem erfahrenen Schamanen und bitte ihn, dir die Seelenanteile wieder zurückzuholen.

NATURKREISLÄUFE UND LEBENSRHYTHMEN

Auch wenn wir uns immer mehr von der Natur und einem ganzheitlichen Verständnis natürlicher Kreisläufe entfernen und glauben, wir könnten uns durch Chemie und Technik von der Natur unabhängig machen, bleiben wir doch ein Teil von ihr. Je mehr wir dies ignorieren, desto größer werden der Stress und das Chaos in unserem Körper.

Alle alten Stammeskulturen wussten um die natürlichen Kreisläufe und haben ihr Leben diesen angepasst. Sie fühlten sich als Teil der Natur und wären niemals auf die Idee gekommen, sie auszubeuten oder zu zerstören. Nur wir in unserem Größenwahn meinen, wir könnten uns über die Natur stellen. Die Auswirkung dessen sehen wir überall in Form von Umweltzerstörung, Klimawandel und entsprechenden Krankheiten.

Ob wir wollen oder nicht: Wir alle unterliegen den Kreisläufen der Natur.

KRANKHEITSDEUTUNG

Wir alle sind Teil der Natur. Frage dich selbst:

◇ Respektiere ich die natürlichen Gegebenheiten meines Körpers und handele entsprechend?

◇ In welchen Bereichen missachte ich meine Natur?

GRUNDRHYTHMEN DES LEBENS

Unser Körper unterliegt natürlichen Lebensrhythmen:

◇ dem Rhythmus von Tag und Nacht,
◇ dem Wechsel zwischen Anspannung und Entspannung,
◇ dem Wechsel der Jahreszeiten,
◇ dem Rhythmus von Geburt, Leben, Sterben, Tod und Wiedergeburt,
◇ dem Rhythmus der Organe, die zu bestimmten Tageszeiten besonders aktiv sind.

Er kann sich nur vorübergehend und in sehr begrenztem Umfang an eine Lebensform anpassen, die diese Grundrhythmen missachtet. Wenn er dies tut, entsteht Stress auf körperlicher, geistiger, psychischer und seelischer Ebene. Eine Folge davon sind eine frühzeitige Alterung, eine erhöhte Krankheitsanfälligkeit und innere Unruhe.

Je mehr wir uns von den natürlichen Rhythmen entfernen, desto größer wird neben akuten Symptomen wie Schlafstörungen, Kreislaufproblemen, Stress und Erschöpfung auch die Gefahr für schwerwiegendere gesundheitliche Störungen.

Jeder Mensch hat neben den übergeordneten Rhythmen seinen individuellen Grundrhythmus. Außerdem ist für jeden von uns ein natürlicher Rhythmus zwischen Anspannung und Entspannung wichtig, ebenso ein ausgewogenes Verhältnis zwischen den Zeiten, die wir für uns, unsere eigene spirituelle Entwicklung und für die Innenschau haben, und den Zeiten, die wir uns nach draußen in die Welt orientieren. Hier liegen oft eklatante Missverhältnisse vor, die sich unter anderem auf die Funktionsfähigkeit der Zirbeldrüse und auf unsere Gesundheit auswirken.

Das Tor zu einem allumfassenden Bewusstsein und zu tiefer Erkenntnis öffnet sich nicht, solange wir nicht im Rhythmus des Lebens mitschwingen.

KRANKHEITSDEUTUNG

Naturgegebene Rhythmen bestimmen unser Leben und die Funktionen unseres Körpers. Frage dich selbst:

◇ Respektiere ich die oben genannten Grundrhythmen, und richte ich mein Leben entsprechend aus?

Überprüfe deine Krankheitssymptome anhand der aufgezählten Rhythmen, und schau, wo du nicht mitschwingst im Rhythmus des Lebens.

LEBEN IM EINKLANG MIT DER NATUR

Meinen wir es ernst mit unserer Gesundheit, so besteht die erste und wichtigste Maßnahme darin, unser Leben wieder in natürlichen Rhythmen zu leben. Damit ist nicht gemeint, wieder wie die Stammeskulturen im Urwald zu leben, sondern es geht darum, bewusst darauf zu hören, was unserem Körper und unserer Seele entspricht, und uns danach zu richten.

Außerdem sind wir aufgefordert, die Erde und die Natur zu behüten, also unsere grundlegende Lebensaufgabe als Erdenhüter zu erfüllen. Dabei geht es sowohl um die Natur im Außen als auch um die in uns selbst.

Wenn wir gesunden wollen, müssen wir unsere Aufgabe als Erdenhüter erfüllen.

Erst wenn wir ehrlich und ohne Selbstlügen auch unsere eigene Natur respektieren und uns voller Achtung und Liebe um uns selbst kümmern, kann auch unsere Position als Erdenhüter authentisch sein. Die Stammeskulturen waren sich dieser Aufgabe stets bewusst und haben sich selbst und ihre Umwelt gleichermaßen gewertschätzt.

DAS WECHSELSPIEL ZWISCHEN ZU VIEL UND ZU WENIG

Die Natur kennt keinen Mangel und keinen Überschuss. Alle ihre Bestandteile und Prozesse sind perfekt aufeinander abgestimmt. Erst wir Menschen, die wir ihre komplexen Zusammenhänge oft nicht erfassen, stören durch unser Eingreifen dieses System. Ein Beispiel dafür ist die Monokultur in der Landwirtschaft, die ohne einen massiven Einsatz von Düngemitteln und Giften nicht auskommt. Die sehr viel natürlichere Permakultur hingegen gedeiht fast von allein, ganz ohne Gift oder großen Aufwand.

So wie mit der äußeren Natur ist es auch mit unserer inneren; wenn wir die natürlichen Abläufe und Rhythmen nicht stören, sind wir innerlich im Gleichgewicht. Das wusste einstmals auch die Medizin. Wenn wir früher krank waren und zu einem guten Arzt gingen, dann stellte er uns die Frage: »Was fehlt dir?« Er ging also davon aus, dass uns etwas fehlt. Aus schamanischer Perspektive trifft das oft zu.

> *Es sind allein wir Menschen, die das perfekte System der Natur stören – das der äußeren genauso wie das unserer inneren.*

Wenn wir krank sind, haben wir etwas verloren (einen Seelenanteil, unsere Orientierung, die Kraft eines oder mehrerer Archetypen) oder wir haben etwas noch gar nicht gefunden (unsere Lebensaufgabe, unseren Lebenssinn, die Liebe, unsere Kraft). Es kann aber auch sein, dass wir von etwas, das uns nicht guttut, zu viel haben, und dass dies zur Entstehung unserer Krankheit beiträgt: zu viel Energie, zu viel Kraft, zu viel Wut, zu viel Traurigkeit etc.

Solange wir innerlich im Ungleichgewicht sind, gibt es Spannung und Reibung. Können wir die Handlungsaufforderung dieses Ungleichgewichts verstehen und intelligent und weise zu einem Ausgleich kommen, dann findet Entwicklung statt und wir gehen einen aktiven Weg der Selbsterkenntnis und

Selbstheilung. Das letzte Ziel ist dabei die Erleuchtung, die wir durch viele kleine Erleuchtungserlebnisse in Form von tief greifenden Erkenntnissen vorbereiten.

Dazu müssen wir aber bereit sein, alles, was uns an Herausforderungen im Leben begegnet, aktiv anzunehmen und uns entsprechend unserem eigenen Seelenplan und Wesen zu entwickeln. Tun wir das nicht, verschließen wir uns vor dem Leben. Damit wächst automatisch die Spannung in uns. Der Lebensfluss fließt dann trotzdem weiter, doch wir klammern uns ängstlich, wütend, ohnmächtig und unwissend am Ufer fest und versuchen, das Leben aufzuhalten. Je länger wir das tun, desto größer werden unsere innere Diskrepanz und Anspannung. Damit ist der Grundstein für körperliche Beschwerden und Krankheiten gelegt. Die Lösung ist dann, loszulassen, wieder im Fluss des Lebens mitzuschwimmen und unsere Energie nur auf den Moment zu fokussieren. Denn nur im gegenwärtigen Moment sind wir handlungsfähig.

Für die schamanische Krankheitsdeutung geht es also darum, zu erkennen, wovon wir zu viel haben und in welchen Lebensbereichen ein Mangel herrscht. Da wir als Gesamtsystem im Ausgleich sein müssen, können auch Verschiebungen innerhalb unserer einzelnen Teilsysteme zu Ungleichgewichten führen. So kann zum Beispiel ein Energieüberschuss im Energiesystem und im Mentalsystem zu einem Defizit im Emotionalsystem und im materiellen System führen.

Nur im Moment, im Hier und Jetzt, haben wir Zugriff auf unsere göttliche Schöpferkraft, und nur im Jetzt können wir wieder gesund werden.

Noch schwieriger ist es, wenn Menschen innerseelische Seelenverträge (S. 67 f.) haben und über diese energetisch an andere gebunden sind. Dann kann dieser Ausgleich auch über einen anderen erfolgen. Kritisch wird es, wenn es um Energievampire oder erdgebundene Seelen geht, die bei uns andocken, von unserem System oder Teilen davon Besitz ergreifen und uns dann bewusst oder unbewusst aussaugen. Im Laufe der letzten 25 Jahre habe ich in meiner schamanischen Praxis einiges auf diesem Gebiet erlebt. Angefangen von einfachen bindenden Verträgen bis hin zu Menschen, die Todesflüche mit sich herumschleppten oder auch Sektenaussteigern, die sich in der Realität, nicht aber energetisch aus den Fängen der Sektenstrukturen befreit hatten und daher immer noch manipuliert wurden.

Wenn etwas ausgeglichen ist, ist auch keine krank machende Spannung mehr vorhanden und wir haben keine Probleme. Gesundheit ist also immer auch ein Zustand des Ausgleichs.

Nun könnten wir auf die Idee kommen, uns nur noch zu entspannen und lethargisch vor uns hin zu leben. Manche Menschen versuchen genau dies: Sie machen es sich in ihrer Komfortzone bequem. Aber auch das funktioniert auf Dauer nicht. Unsere Seele will sich entwickeln, und je weniger wir ihr die Möglichkeit dazu geben, indem wir (krampfhaft) versuchen, einen Zustand der Entspannung aufrechtzuerhalten, desto mehr Spannung entsteht zwischen der Absicht unserer Seele und der Realität, was wiederum zu Krankheit führt.

KRANKHEITSDEUTUNG

Ausgleich ist ein wichtiger Faktor für unsere Gesundheit. Frage dich selbst:

◇ In welchen Lebensbereichen habe ich zu viel oder zu wenig?

◇ Wo ist ein Ausgleich notwendig?

Überprüfe dein Leben nach den Kriterien des Ausgleichs.

DIE ÜBERGEORDNETEN GESETZE DES LEBENS

Das Leben läuft nach bestimmten übergeordneten Gesetzmäßigkeiten ab. Wir Menschen unterliegen auf allen Ebenen unseres Seins diesen naturgegebenen Gesetzen, die wir nicht verändern können.

UNIVERSELLE KOSMISCHE GESETZE

Wir alle sind eingebunden in kosmische, universell gültige Gesetzmäßigkeiten, die zeitlos wirken. Es sind energetische Urprinzipien, nach denen unser gesamtes Universum funktioniert. Beschäftigt man sich näher mit diesen Gesetzmäßigkeiten – den sogenannten Schicksalsgesetzen –, wird schnell deutlich, dass hier nichts dem Zufall überlassen ist. Das bedeutet im Umkehrschluss, dass wir unser Schicksal – immer im Einklang mit dem göttlichen Willen – selbst bestimmen können.

Das Wissen um die kosmischen Gesetze verleiht uns Macht über unser Schicksal.

Die Kenntnis dieser Gesetze sowie deren Berücksichtigung führen uns aus der Machtlosigkeit, die wir angesichts des (vermeintlichen) Zufalls empfinden, in die Freiheit eines Schicksals, das wir selbst steuern können. Die wichtigsten Gesetze in Bezug auf Gesundheit und Krankheit sind das Spiegelgesetz und das Gesetz von Ursache und Wirkung. Ihre Wirkmächtigkeit hat wohl jeder von uns – bewusst oder unbewusst – schon viele Male am eigenen Leib erfahren.

Das Spiegelgesetz

Das Spiegelgesetz »wie innen, so außen« besagt, dass alles, was uns im Außen, in unserer sogenannten Realität, begegnet, immer nur das widerspiegelt, was in uns ist. Entsprechend dieser Sichtweise spiegelt auch jedes körperliche Symptom und jede unangenehme Begegnung unsere Seelenthemen.

Vielleicht schüttelst du gerade entrüstet den Kopf und fragst dich, was zum Beispiel das schlechte Benehmen deines Kindes oder das aggressive Verhalten deines Arbeitskollegen mit deinem Innenleben zu tun haben soll. Bei einer ehrlichen Betrachtung wirst du die Zusammenhänge erkennen. Dann zeigen sich deine eigene unterdrückte Wut auf deinen Arbeitskollegen und dein eigenes schlechtes Benehmen deinem Kind gegenüber unter dem Mantel der Entrüstung.

Wir identifizieren uns in der Regel nur mit den Seiten an uns, die wir gut finden; die dunklen Seiten versuchen wir zu verdrängen, anstatt sie ebenfalls als zugehörig zu akzeptieren und uns damit auseinanderzusetzen. Doch auch unsere Krankheiten und Beschwerden spiegeln uns nur etwas wider, das in uns selbst vorhanden ist, etwas in unserer Seele, das krank ist und geheilt werden will.

Auch wenn wir das oft nicht wahrhaben wollen: Das, was uns begegnet und womit wir in Resonanz gehen, hat immer etwas mit uns selbst zu tun.

Das funktioniert zum Glück auch in die andere Richtung: Sobald wir in uns selbst Themen so weit geklärt haben, dass wir damit dauerhaft im Frieden sein können, zeigt sich das in unserem Körper und in unseren Resonanzen mit der Welt um uns herum.

Letztendlich begegnen wir auch im Außen immer nur uns selbst.

Dieses Prinzip des Spiegelgesetzes ist letztendlich der Entwicklungsmotor für uns Menschen. Je weniger wir unsere Themen und Lernaufgaben gemeistert haben, desto größer ist die Reibung und desto höher die Spannung. In unterschiedlichsten

Facetten und auf verschiedenen Daseinsebenen ziehen wir dann immer wieder entsprechende Ereignisse in unser Leben, mit deren Hilfe wir uns entwickeln und in den Ausgleich kommen können. Dies geschieht so lange, bis wir hinschauen, das Thema erlösen, Frieden schließen und die Lernaufgabe meistern. Aus innerem Frieden entsteht innere Freiheit, und erst dann sind wir wirkliche Meister. Erst dann brauchen wir die Reibung nicht mehr und sind frei.

Das Leben wird uns immer wieder testen und uns mit verschiedenen Begegnungen, Situationen und Herausforderungen konfrontieren, um zu überprüfen, ob wir nun wirklich innerlich frei sind oder ob wir uns nur in einer neuen Illusion verfangen haben.

Oft kommen Menschen verzweifelt in die Praxis und klagen, dass sie doch schon so viele Methoden erlernt, so viele Erkenntnisse erlangt und sich so weit entwickelt hätten – und trotzdem immer wieder dieselben Probleme auftreten würden. Der Frust ist dann natürlich besonders groß.

Sind wir in einer erwachsenen, reifen Form unserer selbst angekommen, dann hören auch die Prüfungen auf, und die herausfordernden Themen verschwinden aus unserem Leben.

Häufig ist es so, dass diese Menschen zwar schon viel erkannt, aber einfach zu früh aufgehört oder eine falsche Abzweigung genommen haben. Oder dass alle Bemühungen letztendlich ein fieser Trick des Egos waren und es ihnen vorgegaukelt hat, sie wären auf dem für sie richtigen Weg, obwohl ein anderer Weg, den die leise Stimme ihrer Seele und ihres Herzens vorgeschlagen hatte, der richtige gewesen wäre.

Letztendlich ist es egal, warum wir bisher nicht ans Ziel gelangt sind. Wenn es uns wichtig ist, dann müssen wir uns einfach noch einmal auf den Weg machen und schonungslos ehrlich hinschauen, warum wir bisher keine oder zu geringe Erfolge erzielt haben und warum wir immer noch unsere Krankheit mit uns herumschleppen. Wir brauchen dann andere, effektivere Strategien, die wir bisher vielleicht abgelehnt oder belächelt oder die uns geängstigt haben. In so einem Fall sind wir eingeladen, nochmals zum Ausgangspunkt oder zur falschen Abzweigung zurückzukehren und dort neue Wege zu suchen, die uns zum Erfolg führen.

KRANKHEITSDEUTUNG

Überprüfe deine Krankheitssymptome nach dem Spiegelgesetz. Frage dich selbst:

◇   Was für ein (Lebens-)Thema ist es, das sich in meinen Symptomen ausdrückt?

Das Gesetz von Ursache und Wirkung

In der Bibel schreibt Paulus: »Denn was der Mensch sät, das wird er ernten.« Und tatsächlich können wir uns darauf verlassen, dass alles, was wir denken, fühlen, sagen und tun, eine Wirkung im Universum hervorruft und wir diese über kurz oder lang zu spüren bekommen.

Hier kommt der Begriff des Karmas (S. 54 f.) ins Spiel, auf den wir im folgenden Kapitel noch näher eingehen werden. Auch wenn wir die Ursache von Erlebnissen oder Dingen, mit denen wir zu kämpfen haben – oder natürlich auch von solchen, über die wir uns freuen –, oft nicht mehr kennen, womöglich, weil sie aus einem früheren Leben stammt, können wir trotzdem sicher sein, dass wir für alles, was wir erleben, selbst verantwortlich sind.

KRANKHEITSDEUTUNG

Überprüfe deine Krankheitssymptome nach dem Gesetz von Ursache und Wirkung. Frage dich selbst:

◇ Welche Ursachen liegen meiner Krankheit zugrunde?

◇ Was habe ich mit meinen Gedanken, Gefühlen und Handlungen dazu beigetragen?

Kläre für dich, ob diese Ursachen immer noch wirken und ob du deine Gedanken, Gefühle und Handlungen verändern musst, um wieder gesund zu werden.

DIE GESETZE DES LEBENS

Glaubst du, dass du einen Apfel nach oben werfen kannst und er kommt nicht mehr zurück? Vermutlich nicht. Jedes Kind lernt sehr schnell, dass alles nach unten fällt, dass alles von der Erde angezogen wird. Dies ist eine Gesetzmäßigkeit auf der Erde, der sich kein Mensch entziehen kann. Und genau darum geht es an dieser Stelle: um die Naturgesetze, denen wir unterworfen sind, solange wir hier auf der Erde wandern.

Über vieles, wie zum Beispiel die Schwerkraft, brauchen wir uns keine Gedanken zu machen, weil wir sowieso keinen Einfluss darauf haben. Aber mit den Bereichen, die wir selbst beeinflussen können, sollten wir uns im Zusammenhang mit Gesundheit und Krankheit näher beschäftigen. Unser »Wunderwerk Körper« unterliegt bestimmten Gesetzmäßigkeiten, damit er optimal funktionieren kann. Zum Beispiel braucht er Dinge wie saubere Luft, gesunde Ernährung, Bewegung und einen ausgeglichenen Schlaf-wach-Rhythmus.

Die meisten Menschen in unserer modernen Zivilisation verstoßen teils unbewusst, teils bewusst, tagtäglich gegen obige Grundregeln und die Bedürfnisse ihres Körpers.

Es geht darum, den eigenen Körper als Wohnstätte des Geistes und der Seele zu achten und seine Bedürfnisse dementsprechend liebevoll zu erfüllen. Hier liegt ein zentraler Schlüssel zur Gesundheit bis ins hohe Alter.

Doch auch wenn die genannten Grundbedürfnisse für jeden Menschen gleich sind, ist das rechte Maß von Mensch zu Mensch verschieden: Weißt du zum Beispiel, wie viel Schlaf und Entspannungsphasen dein Körper benötigt? Achtest du auf all die genannten Bedürfnisse deines Körpers, lässt aber auch einen weiteren wichtigen Aspekt, den Genuss, nicht zu kurz kommen?

Es gibt Menschen, die vor lauter Angst, im Umgang mit ihrem Körper etwas falsch zu machen, zu dogmatischen Gesundheitsaposteln werden.

Wir müssen uns einfügen in eine natürliche Ordnung, in der der Körper nicht permanent überfordert und missachtet wird.

Gönnst du dir ab und an ein ungesundes Vergnügen, kannst du Dinge wie Essen, Trinken, Feiern, usw. auch genießen? Es geht hier wie überall um das rechte Maß, nicht um Extrempositionen.

KRANKHEITSDEUTUNG

Überprüfe deine Krankheitssymptome auf das rechte Maß hin. Frage dich selbst:

◇ In welchen Lebensbereichen fehlt mir das rechte Maß?

◇ Hat dieses Fehlen etwas mit meiner Krankheit zu tun und wenn ja, wie kann ich es ändern?

KARMA

Der Begriff Karma stammt aus dem Sanskrit und bedeutet so viel wie »Handlung« oder »Tat«. Gemeint ist damit die Gesamtsumme unseres Tuns in diesem und allen früheren Leben. Das Gesetz des Karmas besagt, dass wir uns unsere Realität und alles, was uns geschieht, selbst erschaffen (haben). Auch das, was uns zukünftig geschieht, haben wir demzufolge in der Hand. Durch die Erfahrungen, die wir während unseres Lebens machen, haben wir die Möglichkeit, zu wachsen. Es geht hier also nicht um Belohnung, Strafe oder Schuld, sondern um das Ursache-Wirkungs-Prinzip und unsere Verantwortung für alles, was wir tun oder nicht tun, denken, sprechen und fühlen.

DAS KOLLEKTIVKARMA

Beim Kollektivkarma geht es um den größeren Kontext, in dem wir uns auf dieser Welt bewegen. Für uns im Westen sind in diesem Zusammenhang die Prägungen wichtig, die wir durch das Christentum mitbekommen haben, insbesondere die Geschichte von der Vertreibung aus dem Paradies und der Glaube an die Erlösung.

Aus schamanischer Sicht liegt hier eines der Grundprobleme der westlichen Zivilisation und einer der wichtigsten Gründe für innerseelische Konflikte: Durch die Vorstellung von der Vertreibung aus dem Paradies und die uns damit aufgebürdete Erbsünde dürfen wir nicht mehr in der Einheit mit Gott leben und sind quasi von der Geburt an mit Schuld belastet. Das führt dazu, dass wir uns (unbewusst) als isolierte Einzelwesen fühlen, die getrennt von ihrer wahren geistig-spirituellen Heimat sind und meinen, uns die Rückkehr in die Einheit mit Gott erst verdienen zu müssen.

Seit Tausenden von Jahren leben wir mit diesem religiösen Erbe – einem Erbe, das es uns letztlich unmöglich gemacht hat, uns selbst wirklich zu lieben. Auch Menschen, die nicht im christlichen Glauben verwurzelt sind, sind dieser Energie ausgesetzt, sobald sie sich im Energiefeld (im morphischen Feld) der christlichen Kultur bewegen.

Die meisten Stammeskulturen kennen den Glauben an Erbsünde, Vertreibung und Isolation nicht. Sie fühlen sich mit der gesamten Schöpfung verbunden und sehen die Erde als die große Erdenmutter, als das Paradies an. Sie müssen sich den Weg nach Hause nicht erst verdienen; sie sind bereits da und sind es immer gewesen. Durch diese völlig andere Sichtweise ist für sie die Natur auch nichts Bedrohliches, sondern sie verstehen sich als Hüter der Schöpfung, mit der sie in Harmonie und Respekt leben.

Diese Urwunde, das Gefühl, getrennt zu sein, führt ungelöst zwangsläufig zu Krankheiten.

Wir dagegen haben aufgrund unseres göttlichen Auftrages, uns die Erde untertan zu machen, schon sehr früh begonnen, uns über die Natur zu stellen. Und wir versuchen noch immer, die innere Trennung durch Aufblähung unseres Egos und durch Unterjochung zu überwinden.

Es ist nicht abwegig, einen großen Teil unserer heutigen Probleme wie die Umweltzerstörung, Kriege, Gewalt und Verbrechen, Gleichgültigkeit, Abstumpfung, psychische, seelische, geistige und körperliche Krankheiten, Süchte usw. auf dieses Grundgefühl der Vertreibung, Trennung und Verzweiflung, das tief in unseren Seelen abgespeichert ist, zurückführen. Und so liegt auch ein Schlüssel zur Heilung von vielen Krankheiten sowohl des einzelnen Menschen als auch der Gesellschaft in der Heilung dieser Urwunde.

DAS FAMILIENKARMA

Wir alle werden in ein Familiensystem geboren, in dem es bestimmte Regeln, Wertvorstellungen, ungeschriebene Gesetze und Tabus gibt. Dieses System ist durch das Handeln und die Erlebnisse unserer Eltern, Großeltern, Urgroßeltern usw. entstanden. Schon in der Bibel steht geschrieben, dass alles, was in den uns vorangegangenen Generationen vorgefallen ist, einen Einfluss auf uns und unser Leben hat.

Nun könntest du dich fragen, was irgendein Ereignis, das vielleicht schon mehrere hundert Jahre zurückliegt, mit dir, deinem Leben und deiner Gesundheit zu tun hat. Dass das Leben unserer Eltern und Großeltern, die wir persönlich kannten, uns mitgeprägt hat, ist für jeden noch nachvollziehbar. Aber was ist mit den Menschen, die wir nie kennengelernt haben, Menschen, die in einer völlig anderen Epoche gelebt haben?

Zum einen sind wir durch ihre von Generation zu Generation weitergegebenen Erbanlagen geprägt. Das zeigt sich etwa bei Erbkrankheiten oder genetischen Dispositionen für manche Erkrankungen wie zum Beispiel eine Allergieneigung oder eine depressive Konstitution. Zum anderen – und deren Einfluss ist noch sehr viel größer – gibt es die sogenannten morphischen Felder, in denen alle Verhaltensmuster, Einstellungen, Dramen und Traumata unserer Vorfahren enthalten sind.

Durch morphische Felder sind wir auch mit unseren Urahnen verbunden.

Der Wissenschaftler Rupert Sheldrake, der den Begriff des morphischen Felds geprägt hat, geht davon aus, dass es energetische Wissensfelder gibt, über die Gruppen miteinander verbunden sind. Alle Mitglieder einer Gruppe haben unbewusst Zugang zu den in diesem Feld abgespeicherten Informationen und werden davon beeinflusst. Als Beispiel hierfür wird von ihm die Geschichte von einer Horde Affen angeführt, die abgeschottet auf einer Insel lebte und sich ein neues Verhaltensmuster bezüglich Nahrungsaufnahme aneignete. Innerhalb kurzer Zeit wurde dieses neue Muster auch bei anderen Affenfamilien beobachtet, die zigtausende Kilometer entfernt von den Inselaffen lebten und nie Kontakt zu diesen gehabt hatten.

Bei Familienaufstellungen sind Teilnehmer, die die Rollen von Familienmitgliedern repräsentieren, immer beeindruckt, dass sich ihre Wahrnehmung, ihr Gefühl und ihr Denken plötzlich völlig verändert, sobald sie das Feld des aufgestellten Familiensystems betreten. Sie spüren die im Feld abgespeicherten Verhaltensmuster der Eltern, Geschwister, Großeltern, aber auch von längst verstorbenen Vorfahren, und dabei muss es sich nicht einmal um ihr eigenes Familiensystem handeln. Dies ist nur möglich, weil jede Familie ein eigenes morphisches Feld hat und wir in der Lage sind, uns in alle Felder einzuklinken. Mitglieder einer Familie werden so durch längst zurückliegende Ereignisse geprägt und beeinflusst. Das Wissen darum beinhaltet oft einen Schlüssel zu dauerhafter Heilung.

Die Arbeit im Familiensystem trägt wesentlich zu unserer Heilung bei.

Da wir uns unser Familiensystem nicht zufällig gewählt haben, sondern unsere individuelle Problematik auch durch das Familiensystem, mit dem wir in Resonanz gehen, gespiegelt wird, kann endgültige Heilung oft erst durch die Arbeit am und im Familiensystem und durch Verzeihensarbeit mit den Ahnen erlangt werden.

Erst wenn alle Blockaden im Familiensystem beseitigt sind und wir die Kraft der Ahnen im Rücken spüren, können wir kraftvoll unseren Lebensweg gehen, ohne immer wieder in dieselben krank machenden Verhaltensmuster zurückzufallen.

DAS INDIVIDUALKARMA

Wie wir bereits gesehen haben, kommen wir nicht als unbeschriebenes Blatt in dieses Leben, sondern haben schon viele Erfahrungen gemacht, die unsere jetzige Lebensaufgabe bestimmen. Alles, was unsere Seele an Ungelöstem mitbringt, bestimmt unser derzeitiges Leben. Die Seele will uns lehren, dass sich grundsätzlich alles um die selbstlose Liebe dreht. Alle Ereignisse, die wir in früheren Leben erlebt haben – egal ob als Täter oder Opfer – und die nicht vom Herzen her verziehen sind, haben wir in unserem Gepäck, um in diesem Leben erneut den Weg des Herzens zu suchen und heimzukehren zu Gott.

Wir haben nämlich immer wieder aufs Neue die Möglichkeit, das Schicksalsrad zu verlassen und altes Karma abzuarbeiten. Leider gelingt es nur sehr wenigen Menschen, den Versuchungen des Egos zu widerstehen und kein neues Karma anzuhäufen. Und so bewegen wir uns durch die Dimensionen von Raum und Zeit, bis wir endlich aufwachen, den wahren Sinn unseres Daseins erkennen und unser Ego überwinden.

Krankheit ist immer ein Wegweiser, der uns aufzeigen will, wo wir anfangen müssen, um uns zum Herzen hin zu entwickeln.

Durch die übergeordneten Gesetze, das Kollektiv und die Familie bietet jedes Leben aufs Neue die Möglichkeit, unser Individualkarma abzutragen, gesund und heil zu werden und nach Hause ins Paradies zu gehen.

DER SCHMERZ
DER TRENNUNG

Wir haben schon über das Gefühl des Getrenntseins gesprochen, das den westlich sozialisierten Menschen umtreibt. Zwar steckt noch die Ahnung von unserer göttlichen Herkunft und einer Welt des All-eins-Seins in uns, aber der tiefe Schmerz über das vermeintliche Alleinsein überlagert diese Ahnung.

Da die Sehnsucht, sich nicht mehr getrennt zu fühlen, unermesslich groß ist, träumen fast alle Menschen davon, einen Partner zu finden, der ihnen diesen Schmerz nimmt. Ist dann ein potenzieller Partner in Reichweite, blenden wir alle Eigenschaften des anderen aus, die einem gemeinsamen Glück entgegenstehen könnten, und verlieben uns.

Doch schon bald lässt das Illusionsspiel der Hormone wieder nach, und die Verliebten, die eben noch auf einer rosaroten Wolke schwebten, müssen erkennen, dass der andere ihren tief sitzenden Schmerz des Getrenntseins auch nicht lindern kann, weil nur wir selbst, in uns drinnen, das können.

Das Gefühl des Getrenntseins können nur wir selbst uns nehmen.

Schauen wir uns die Stammeskulturen an, können wir feststellen, dass Menschen, die noch nach ihrem ureigenen Rhythmus leben, dieses Getrenntsein nicht empfinden, ja, dass sie es gar nicht kennen.

Bei den Indianern Nordamerikas drückt sich die Verbundenheit mit der ganzen Schöpfung

Manche Stammeskulturen kannten nicht einmal die Wörter »Ich« und »Du«, weil sie sich völlig eins mit ihren Mitgeschöpfen, mit der Natur und dem Kosmos fühlten.

sogar in ihrer Sprache aus: »Bruder Wind, Vater Sonne, Mutter Erde, Großmutter Mond«. Eine geläufige Begrüßung ist *Mitakuye oyasin*, was so viel bedeutet wie »Ich bin mit allem verwandt.«

Die Stammeskulturen achteten alle anderen Bestandteile der Schöpfung und gingen dementsprechend behutsam damit um. Überall nahmen sie die Anwesenheit einer höheren Macht wahr, in allem spürten sie den Atem Gottes.

Wenn die Lakotas beispielsweise auf Büffeljagd gingen, war das etwas Heiliges und erforderte eine entsprechende spirituelle Vorbereitung. Bevor die Jagd überhaupt begann, wurde Kontakt mit den Seelen der Büffel aufgenommen, und sie wurden geehrt. Die Lakotas baten ihre Büffelbrüder, sich durch ihren Tod für sie zu opfern, damit ihre Familien leben konnten. Erklärte sich ein Büffel bereit, getötet zu werden, dann war auch das Töten selbst ein heiliger Akt. Dazu gehörte auch, dass von dem Tier alles verarbeitet wurde; nichts blieb übrig oder wurde weggeworfen, das wäre einer Missachtung Gottes gleichgekommen. So lebte die Seele von Bruder Büffel weiter in den Gegenständen, die die Indianer täglich benutzten.

Betrachten wir demgegenüber unsere Art, mit Tieren umzugehen, offenbart sich das ganze grausame Dilemma. Eingepfercht in absolut nicht artgerechten Käfigen und Ställen, sind sie zu reinen Nahrungslieferanten degradiert worden, die vollgepumpt werden mit atypischer Nahrung und Medikamenten, um noch mehr Profit damit zu machen.

In westlichen Kulturen werden Tiere häufig nur noch als Nahrungslieferanten angesehen.

Wir Verbraucher sind abgestumpft oder verdrängen, was wir da täglich an gequälter Energie in uns hineinstopfen. Jegliche Achtung vor unseren Mitgeschöpfen ist uns verloren gegangen. Und weil Gott uns angeblich den Auftrag gegeben hat, uns die Erde untertan zu machen, leiten wir daraus das Recht ab, die

Welt und alle unsere Mitgeschöpfe zu unterjochen und sie für unsere Zwecke auszubeuten.

Daraus resultiert übrigens auch noch eine weitere Strategie des Egos, um das Getrenntsein zu überwinden: das Patriarchat. Hier wird erst gar nicht versucht, das Du auf derselben Stufe stehen zu lassen, wo man sich selbst befindet.

Der Patriarch steht über den anderen, und aufgrund seiner Position hält er sich für berechtigt, sie zu beherrschen und die Natur zu seinem Vorteil auszubeuten. Er nimmt sich, was er will, und braucht und nährt auf diese Weise seine Illusion, die Trennung überwinden zu können.

Eigentlich ist es doch mehr als erstaunlich, dass sich so durchschaubare Strategien, die die Würde der Menschen und all unserer Mitgeschöpfe mit Füßen treten, so lange halten können – und das, obwohl sie uns nicht zum gewünschten Ziel bringen.

Unsere üblichen Strategien, mit denen wir unsere innere Getrenntheit zu überwinden hoffen, sind meist wenig erfolgreich und ungesund.

Denn egal, welche der beiden Strategien wir gewählt haben, um unser Gefühl des Getrenntseins zu überwinden, beide funktionieren nicht auf Dauer. Sie führen in eine Abhängigkeit vom Du. Durch sie projizieren wir unser inneres Defizit nur nach außen, doch ohne das Gefühl der Einsamkeit jemals wirklich zu besiegen, ohne in uns selbst die erhoffte Einheit wiederherzustellen.

Den ersehnten Zugang zum Paradies in uns selbst finden wir nicht im Außen. Wir müssen in uns selbst die Grenzen einreißen, die uns von Gott trennen. Den Weg zurück zu unserer wahren spirituellen Heimat, den Weg zurück zu Gott, können wir nur in uns selbst finden.

KRANKHEITSDEUTUNG

Das Gefühl der Trennung veranlasst uns, ungesunde und krank machende Strategien zur Vereinigung zu wählen. Frage dich selbst:

◇ Wie geht es mir mit dem Gefühl des Getrenntseins?

◇ Welche Strategie habe ich für mich gewählt, um mich geborgen, dazugehörig und verbunden zu fühlen?

◇ Funktioniert meine Strategie, sodass ich mich wohlfühle, oder führt mein Weg zu Reibereien, faulen Kompromissen, Unwohlsein und Krankheit?

Nimm dir ein paar Minuten Zeit und denke darüber nach. Kannst du in deinem Herzen eine Stimme hören, die trotz all deiner Bemühungen sagt, du seist letztendlich allein und getrennt?

ABGRENZUNG UND ÖFFNUNG

Schamanisch gesehen, gibt es auf unserem Entwicklungsweg Richtung Heilung drei verschiedene Arten von Grenzen, an die wir stoßen können.

Pathologische Grenzen

Sie entstehen, wenn wir verletzt werden, einen Seelenverlust erleiden oder notwendige Entwicklungsschritte nicht tun. Immer dann, wenn die Seele ein Trauma erleidet und diese Wunde nicht schnell wieder geheilt werden kann, entsteht normalerweise automatisch eine Grenze zum Schutz der Verletzung. Auf diese Weise wird der verletzte Bereich aus dem Gesamtsystem entkoppelt. Das hat den Vorteil, dass die Verletzung erst einmal nicht weiter fortschreiten und keine weiteren, gesunden Bereiche der Seele befallen kann. Der Nachteil daran ist, dass der eingekapselte Bereich für unser normales Wachbewusstsein nicht mehr zugänglich ist. Er wird zu einem Teil unseres Schattens und entzieht sich dadurch auch allen herkömmlichen Heilmethoden. Diese Grenzen zu überwinden, die verlorenen Seelenanteile zurückzuholen und die verletzten Bereiche ins Licht zu bringen, das ist die fundamentale Aufgabe schamanischer Heilarbeit.

Grenzen, die das Ego aufbaut

Unser Ego kennt keine Moral, kein Mitgefühl und keine Nächstenliebe. Es wird gesteuert durch einen reinen Selbsterhaltungstrieb. Das Ego versucht, seine eigene Begrenzung zu überwinden, indem es seinen Einflussbereich immer weiter ausdehnt und immer mehr unter seine Kontrolle bringt. Menschen mit einem starken Ego sind gefangen in dem Spiel der permanenten Verletzung und Überschreitung der natürlichen Grenzen ihrer Mitgeschöpfe. Willst du etwas haben, was ein anderer Mensch besitzt, und gibt dieser es nicht freiwillig her, musst du dessen Grenze ignorieren, um es dir zu nehmen. Dies passiert in unserer Welt tragischerweise tagtäglich im kleinen wie im großen Maßstab.

Die Taktik, ständig Grenzen zu überschreiten, um sich einen persönlichen Vorteil zu verschaffen, führt auf der Ebene der Seele zu einem dauerhaften Konflikt, da dies völlig konträr zu den wirklichen Absichten unserer Seele ist, die uns den Weg zurück in die Einheit zeigen will. Wir arbeiten also kontinuierlich gegen uns selbst, was zu einem übermäßigen Kräfteverbrauch führt und uns irgendwann völlig erschöpft und schließlich krank macht.

Bewusst gesetzte Grenzen als Schutzfunktion

Wenn du zu den Menschen gehörst, die zulassen, dass ihre Grenzen ständig überschritten werden, und du dich deswegen energielos, ausgelaugt oder krank fühlst, dann funktioniert deine natürliche Abgrenzungsfähigkeit nicht richtig. Du bist umgeben von unzähligen Energiesaugern, die alle an dir andocken und dich wie Vampire aussaugen. Das hat zur Folge, dass du ständig Energie verlierst, bis im schlimmsten Fall keine Kraft mehr in dir vorhanden ist.

Hier ist es erst einmal notwendig zu lernen, sich selbst zu schützen und abzugrenzen, also seine natürlichen, durch die Aura festgelegten Grenzen zu stabilisieren, bevor man einen Weg der Selbstlosigkeit gehen kann. Wir alle haben das gottgegebene Recht, dass unsere Grenzen zum Schutz unseres Eigenraumes respektiert werden.

KRANKHEITSDEUTUNG

Wir alle haben in uns und um uns herum Grenzen aufgebaut. Frage dich selbst:

◇ Welche Art von Grenzen habe ich gewählt?

◇ Wie geht es mir damit?

◇ Schützen sie mich oder hindern sie mich am Leben?

HERR IM EIGENEN HAUS

Die Fähigkeit, sich seiner Natur und seinem Wesen gemäß einen Eigenraum zu schaffen, sich abzugrenzen und sich auch wieder zu öffnen, setzt voraus, dass wir Herr in unserem Haus sind, dass wir also selbstbestimmt und innerlich frei sind.

Jede Form von Fremdbestimmung – also wenn wir uns für andere verbiegen oder unser eigenes Wesen verleugnen – führt dazu, dass wir nicht unserem Lebensplan folgen. Dies provoziert innerseelische Spannungen und Ungleichgewichte, was sich wiederum in körperlichen Beschwerden und Krankheiten niederschlägt.

Wenn du im Hinblick auf deine Selbstbestimmung in irgendeiner Form Probleme hast oder dich nicht wohlfühlst, dann erforsche, woran das liegt und

Solange du nicht zu hundert Prozent die Verantwortung für dich und dein Leben übernimmst, treffen andere die Entscheidungen für dich.

was du ändern musst. Mache dir klar, dass niemand das Recht hat, über dich zu bestimmen. Das kann nur geschehen, wenn du nicht selbst Herr über dich und deine Absichten bist, über deine Ziele, Träume, Wünsche und über dein Leben.

GEISTER, FREMDENERGIEN UND BESETZUNGEN

Das Problem von falscher, mangelnder oder fehlender Abgrenzung sowohl im energetischen als auch im materiell-körperlichen Bereich ist, dass wir damit Fremdenergien in unser System lassen, die die Herrschaft übernehmen. Unter Fremdenergien verstehen Schamanen alles, was nicht zu uns gehört. Fremdenergien sind nicht per se gut oder schlecht. So wie es eigene Energien gibt, gibt es auch fremde in sämtlichen Facetten. Nur in uns selbst haben sie nichts verloren.

In Stammeskulturen war es Aufgabe der Schamanen und Heiler, auf ein stabiles Gleichgewicht zwischen der diesseitigen Welt und der jenseitigen Welt der Energien, Geister und Seelen zu achten. Die Macht böser Geister, der immerwährende Kampf der Götter, Verwünschungen und Flüche von anderen Stämmen konnten diese Balance der unterschiedlichen Kraftfelder massiv stören, sodass das Wohlergehen einzelner Stammesmitglieder oder des ganzen Stammes gefährdet war.

Macht und Ansehen eines Schamanen hingen sehr davon ab, wie gut er den Stamm und die einzelnen Mitglieder vor derlei Ungleichgewichtszuständen schützen konnte beziehungsweise wie schnell er die verloren gegangene Harmonie wiederherstellen konnte.

Auch wenn modern denkende Menschen nicht mehr an Geister glauben und versuchen, alles rational zu erklären, sind unsere Seelen immer noch in dieses zeitlose Spiel der geistigen und energetischen Kräfte des Universums eingebunden. Ob wir wollen oder nicht – wir können uns dem nicht entziehen. Die bösen Geister von einst haben nur ihr Erscheinungsbild verändert und treten heute zum Beispiel in Form von Viren, Bakterien und Parasiten auf.

Jede Krankheit hat ihr eigenes geistig-seelisches Energiefeld. Schamanen kommunizieren direkt mit dem Geist der Krankheit oder auch mit dem Geist der Fremdenergie, die die Krankheit mit verursacht. Zu beachten ist dabei aber immer, dass wir selbst es sind, die diesen Energien Türe und Tor öffnen (und offenhalten), solange wir nicht gelernt haben, uns entsprechend abzugrenzen und nur die Energien in unser System zu lassen, die uns guttun.

FLÜCHE, VERWÜNSCHUNGEN UND SEELENVERTRÄGE

»Ich hasse dich« oder »Ich wünsche dir die Pest an den Hals« sind Beispiele für Gedanken oder Äußerungen, die wie ein Fluch oder eine Verwünschung wirken.

Gedanken, Gefühle und Worte sind Schwingungen, die sowohl nach innen als auch nach außen einen Einfluss haben.

> *Je negativer diese Schwingungen sind, desto destruktiver ist ihr Einfluss.*

Treffen negative Schwingungen einen Menschen, der sich nicht richtig abgrenzen und schützen kann, entfalten sie in dessen System ihre Wirkung und führen zu Symptomen und Krankheiten. Deshalb sind auch praktizierte Schadzauber nicht nur harmlose Spinnerei, sondern wirksame negative Manipulation.

Seelenverträge kann man mit sich selbst oder mit anderen Menschen geschlossen haben. Sie können im aktuellen Leben entstanden sein, oft sind es aber bindende innerseelische Vereinbarungen, die sich über viele Inkarnationen hinziehen. Äußerungen wie »Ich liebe dich auf ewig«, »Ich werde dich bis in alle Ewigkeit hassen« etc. lassen einseitige oder wechselseitige innerseelische Bindungen entstehen, die wiederum negativen Einfluss auf unsere Gesundheit haben können, insbesondere wenn Seelenverträge entsprechende krank machende Aussagen beinhalten wie zum Beispiel »Ich darf nicht gesund sein«.

DER MUT ZUR ABGRENZUNG
UND ZUR ÖFFNUNG

Nach den bisherigen Ausführungen könnte der Eindruck entstehen, dass wir uns unbedingt und in allen Lebenslagen abgrenzen müssen, um unsere Gesundheit zu erhalten. Das Leben besteht aber aus einem ständigen Wechsel zwischen Abgrenzung und Öffnung. Wenn wir wirklich Herr im eigenen Haus sind, dann wissen wir, was uns guttut und was nicht, und wir können dementsprechend reagieren. Wir bestimmen selbst, welche Menschen, Situationen, Ereignisse und welche Energien wir an uns heranlassen, von was wir uns berühren lassen und wofür wir unser Herz öffnen. Und genauso bestimmen wir, wen oder was wir nicht in unser Energiefeld lassen, weil es uns nicht guttut.

Ein deutlich ausgesprochenes Ja oder Nein wirkt häufig Wunder.

Die eigene innere Klarheit und das Wissen darüber, was wir brauchen und uns wünschen, sind hier entscheidend. Je klarer wir sind, desto klarer können wir unsere Grenzen setzen.

KRANKHEITSDEUTUNG

Überprüfe, ob du in allen Lebensbereichen Herr im eigenen Haus bist. Frage dich selbst:

◇ Gibt es Lebensbereiche, in denen ich mich manipulieren lasse?

◇ Kann ich mich so abgrenzen, dass keine Energien in mich eindringen, die mir schaden?

Kläre für dich, wie und in welchen Lebensbereichen du dich besser abgrenzen musst.

FEHLENDE LIEBE

Ein wesentlicher Faktor bei der Entstehung von Krankheiten ist die fehlende Liebe. Gemeint ist hier nicht die Liebe zwischen zwei Menschen, sondern die Liebe zu uns selbst und zur gesamten Schöpfung. In Stammeskulturen wäre wohl kein Mensch auf die Idee gekommen, sich selbst und seine eigene Natur infrage zu stellen oder sich abzulehnen. Ebenso verstand es sich von selbst, dass die Natur als die große Mutter und die gesamte Schöpfung als das weltliche, geistige und spirituelle Zuhause nicht zerstört wurden.

Solange wir Teile von uns selbst ablehnen oder in Gefühlen von Hass und Widerstand gefangen sind, tragen wir den idealen Nährboden für Krankheiten in uns.

Manche Menschen kennen auch heute noch das Gefühl der Verbundenheit und der tiefen Liebe zur Natur. Echte Liebe überwindet Grenzen und ist die Grundvoraussetzung für umfassende Heilung.

Wasser reagiert auf unsere Gefühle

Wie der Parawissenschaftler Dr. Masaru Emoto in zahlreichen Versuchsreihen eindrucksvoll darlegen konnte, reagiert die Kristallstruktur von Wasser auf Schwingungen, die wir durch unser Denken und unsere Gefühle selbst erschaffen. Fühlen wir uns wohl, empfinden wir Liebe zu uns selbst und der Welt, dann senden wir Schwingungen aus, die wunderschöne, harmonische Strukturen entstehen lassen. Sind wir dagegen in Ablehnung und Selbsthass oder negativen Mustern gefangen, reagiert die Wasserstruktur mit disharmonischen, chaotischen Strukturen.

Da wir selbst zu 70 Prozent aus Wasser bestehen, kann sich jeder leicht vorstellen, wie es in uns je nach unserem Gemütszustand aussieht. Schamanen wissen um die Kraft der Liebe und der Bejahung unser selbst und der Schöpfung. Es ist notwendig, das Tor zur Selbstliebe in uns wieder zu öffnen und uns selbst so anzunehmen, wie wir sind. Und zwar auch die Seiten an uns, die wir nicht mögen: den dicken Bauch, die schlaffe Haut, die schlechten Angewohnheiten oder die Krankheit, die uns begleitet. Denn erst durch die Akzeptanz dessen, was ist, haben wir die Möglichkeit, aus unserer Schöpferkraft und Selbstliebe heraus die notwendigen Schritte für eine Veränderung vorzunehmen. Wie gesagt, jeder unserer Gedanken und jedes Gefühl wirkt sich auch auf die Struktur unseres Zellwassers aus und hat damit großen Einfluss auf unsere Gesundheit.

KRANKHEITSDEUTUNG

Überprüfe, ob du dich selbst uneingeschränkt liebst und auch ein tiefes Gefühl der Liebe zur gesamten Schöpfung in dir findest. Frage dich selbst:

◇ Liebe ich mich so, wie ich bin?

◇ Kann ich auch meine vermeintlich negativen Seiten annehmen?

◇ Gehe ich mit einer optimistischen und lebensbejahenden Grundeinstellung durchs Leben?

Überlege dir, was du tun musst, um zu dir selbst und zur Schöpfung uneingeschränkt Ja sagen zu können.

FEHLENDE ODER BLOCKIERTE VERBINDUNGEN

Wir alle sind verbunden mit verschiedenen Kraftfeldern in uns und um uns herum. Diese Kraftfelder unterstützen uns auf unserem Lebensweg, wenn ihre Energien frei fließen können. Sind hier Kräfte blockiert, dann fehlt uns diese Unterstützung. Stattdessen erleben wir dann Schwäche, Mangel, Angst, Wut usw. und es stellen sich Symptome und Krankheiten ein.

BLOCKADEN IM MENSCHLICHEN ENERGIESYSTEM

Alle bisher besprochenen Blockaden, fehlenden Verbindungen und krank machenden Einflüsse können sich im menschlichen Energiesystem abspeichern. Davon können die Aura, die Chakren und auch das menschliche Meridiansystem betroffen sein und entsprechend Defizite oder Überenergien aufweisen. Umgekehrt kann aber auch das Energiesystem der Ausgangspunkt von krank machenden Einflüssen sein. Trifft zum Beispiel eine negative Energie auf eines unserer Chakren oder auf unsere Aura, so kann dies zu einer Blockade, Energieverschiebung, Überenergie oder zu einem energetischen Loch führen, und dies kann sich dann negativ auf die entsprechenden Organsysteme oder unsere psychisch-seelische Verfassung auswirken. Da alle unsere Systeme miteinander verbunden sind, können auch alle Bereiche (Körper, Geist, Seele) betroffen sein.

DIE VERBINDUNG ZUM KRAFTFELD DER VERGANGENHEIT

Bei den meisten Menschen endet die Erinnerung an ihre Vergangenheit in der frühen Kindheit. Wir alle haben aber auch die Ereignisse und Erlebnisse aus der Zeit vor unserer Erinnerung abgespeichert – in unserem Unbewussten. Auch die vorgeburtlichen Geschehnisse um uns herum, die Gedanken und Gefühle unserer Mutter und unseres nächsten Umfeldes tragen wir in uns. Gehen wir noch weiter zurück, tauchen Bilder aus früheren Inkarnationen auf.

Im Schamanismus kennen wir den Zeitenfluss, der durch unsere Seele fließt und die Gegenwart mit der Vergangenheit und der Zukunft verbindet. Reisen wir auf diesem Fluss zurück, dann können wir alles abrufen, was unsere Seele in diesem und in früheren Leben erlebt hat. Dabei stoßen wir immer wieder auf Ereignisse, die unsere Seele belasten, unser Gesamtsystem blockieren und schwächen und die verhindern, dass unsere Vergangenheit als begleitendes Feld der Kraft wirken kann.

Unsere Vergangenheit kann aber nur dann als Feld der Kraft und Weisheit wirken, wenn wir aus allem, was wir erlebt haben, gelernt haben, daran gewachsen sind und unseren Frieden damit gemacht haben.

Oft tauchen Erinnerungen aus der frühen Kindheit auf, die aus der Erwachsenensicht völlig unbedeutend sind, aber für das Kind damals sehr traumatisch waren. So kann ein Kind es zum Beispiel als schweres Verlusttrauma abspeichern, wenn die Eltern seine kaputte Lieblingspuppe einfach wegwerfen. Auch der Kaiserschnitt, die schwierige Geburt, die Überlegung der Eltern, ob sie das Kind überhaupt haben wollen, Streitereien usw. belasten das Feld der Vergangenheit. Vorleben, die nicht in Frieden, sondern zum Beispiel gewaltsam abgeschlossen wurden, wirken ebenfalls häufig als Blockade dieses Feldes.

Solange in unserer Seele und unserem Unbewussten unerlöste Ereignisse blockierend wirken, solange wir mit unseren Gedanken und Gefühlen ständig um Geschehnisse in der Vergangenheit kreisen und solange traumatische Erlebnisse nicht geheilt sind, können wir nicht im Hier und Jetzt leben. Dies führt unweigerlich zu krank machenden Symptomen, die uns darauf hinweisen wollen, dass hier Handlungsbedarf besteht.

KRANKHEITSDEUTUNG

Wie geht es dir, wenn du an deine Vergangenheit denkst? Überprüfe, ob dich deine Vergangenheit als ein Feld der Kraft und Weisheit begleitet oder ob sie dich in unerlösten Energien gefangen hält. Frage dich selbst:

◇ Kreise ich in Gedanken immer wieder um negative oder nicht zufriedenstellend gelöste Ereignisse aus meiner Vergangenheit?

◇ Wenn ich zurückdenke, überwiegen Gefühle von innerem Frieden, Dankbarkeit, Kraft und Liebe, oder verspüre ich eher Enttäuschung, Traurigkeit, Wut und Ohnmacht?

◇ Bin ich in meinen Gedanken im Hier und Jetzt?

◇ Weiß ich von traumatischen Erlebnissen in meiner Kindheit, die mich noch heute einschränken und negativ beeinflussen?

Überlege dir, wo du Frieden schließen musst mit Personen und Ereignissen aus deiner Vergangenheit, um in der Gegenwart wirklich frei zu werden.

DIE VERBINDUNG ZUM
KRAFTFELD DER ZUKUNFT

Genauso wie wir auf dem Zeitenfluss zurückkreisen können, können wir darauf auch in die Zukunft reisen. Da wir einen freien Willen haben, finden wir dabei aber immer nur Möglichkeiten; die Zukunft entsteht aus den Entscheidungen, die wir jetzt treffen. Mit ihnen kreieren wir täglich, stündlich, minütlich unser Leben von Morgen.

Aus dem, was wir heute denken, sagen und tun, entsteht unser Leben von morgen. Wir haben unsere Zukunft also selbst in der Hand.

Solange wir Angst vor der Ungewissheit der Zukunft haben, den Tod verdrängen oder ihn nicht wahrhaben wollen, sind wir nicht frei, und das Zukunftsfeld ist stark eingeschränkt, weil wir die angstbesetzten Bereiche lieber vermeiden.

Doch je mehr Ängste wir bewusst oder unbewusst in uns tragen, desto weniger Handlungsmöglichkeiten haben wir. Ängste machen uns unfrei. Dies kann im Extremfall zum kompletten Stillstand führen, nämlich wenn wir uns innerlich weigern, weiterzugehen, aus Angst, es könnte etwas sehr Schlimmes passieren.

Unsere Zukunftsangst blockiert unsere Potenziale und unsere Lebensfreude.

Damit schneiden wir uns von dem unendlichen Feld der Potenziale und Möglichkeiten ab, die uns die Zukunft bietet, und sie wird zu einem Feld, das uns schwächt und krank macht.

Erst wenn wir unsere Zukunftsängste und vor allem unsere Angst vor dem Tod zu überwinden lernen, löst sich diese Blockierung auf. Dies lässt die Quelle unserer Krankheiten versiegen und uns innerlich wieder frei sein. Erst dann sind wir mit dem Kraftfeld der Zukunft verbunden und können uns seine Energie zunutze machen.

KRANKHEITSDEUTUNG

Wie geht es dir, wenn du an deine Zukunft denkst? Überprüfe, ob dich die Zukunft eher schreckt oder ob du erwartungsfroh und frei nach vorne schreitest. Frage dich selbst:

◇ Kreise ich in Gedanken immer wieder um Ängste und denke darüber nach, was alles passieren könnte?

◇ Fällt es mir schwer, mutige Entscheidungen zu treffen und kalkulierte Risiken einzugehen?

◇ Freue ich mich auf das, was kommt, bin ich offen und agiere wie ein kleines Kind, das neugierig und ohne Angst seine Welt erkundet?

◇ Welche Ängste trage ich in mir, und woran hindern sie mich?

Überlege dir, wo du Frieden schließen musst mit deinen Ängsten und wo du diese gegen Mut und Zuversicht eintauschen musst, um jetzt wirklich frei zu werden.

DIE VERBINDUNG ZUM KRAFTFELD DER AHNEN

Durch unsere genetische Herkunft sind wir eingebunden in das Kraftfeld unserer Ahnenreihe. Fließt die Energie hier frei und ungehindert, steht uns ein Energiefeld zur Verfügung, das uns Kraft gibt, uns liebevoll durch unser Leben begleitet und uns mit dem Feld der Weisheit der alten Frauen und Männer verbindet.

Das Kraftfeld der Ahnen hat in seiner Grundstruktur nichts damit zu tun, wie wir uns in unserer Herkunftsfamilie fühlen, was wir selbst und was frühere Generationen erlebt haben. In seiner Grundessenz besteht das Ahnenfeld aus reiner Liebe, Kraft und Weisheit und steht uns und allen Angehörigen zur Verfügung. Alles, was in den letzten sieben Generationen unserer Herkunftsfamilie passiert ist, beeinflusst auch uns und unser Leben.

Es ist kein Zufall, dass wir genau in unser Ahnensystem geboren wurden.

Liegen hier Blockaden vor, müssen wir das daraus entstehende Defizit permanent mit eigener Kraft auffüllen, was uns auf Dauer überfordert, schwächt und krank macht.

Nach dem Resonanzgesetz entspricht unsere eigene Schwingung dem Schwingungsfeld unserer Ahnen. Alle Blockaden, die wir innerseelisch mitgebracht haben, ebenso wie unsere großen Lebensthemen, müssen wir auch in unserer Herkunftsfamilie finden und dort erlösen. In erlöster Form stärkt uns das Kraftfeld der Ahnen nun.

KRANKHEITSDEUTUNG

Wie geht es dir, wenn du an deine Herkunftsfamilie denkst? Frage dich selbst:

◇ Gibt die Energie meiner Herkunftsfamilie mir Kraft?

◇ Kann ich ihre Weisheit und Liebe spüren?

◇ Empfinde ich meine Herkunft eher als Belastung oder als Bereicherung?

Überlege dir, wo du Frieden schließen musst mit einzelnen Mitgliedern deiner Herkunftsfamilie.

ERDE UND HIMMEL –
DIE SICHTBARE POLARITÄT

Vielleicht fragst du dich, warum wir überhaupt Krankheiten brauchen, um unseren Lebensweg und den Weg zur Liebe zu gehen. Einfacher wäre es doch, wenn wir im permanenten Kontakt mit unserer Seele immer genau wüssten, was unser nächster »richtiger« Schritt ist. Ein Schamane zerbricht sich darüber nicht den Kopf. Er weiß, dass wir in einer Welt der Dualität leben, zu der das Leid und die Krankheit als wertvolle Bestandteile dazugehören.

Wir kommen aus der Einheit, unserer wahren Heimat, hierher auf die Welt, in der die Gesetze der Polarität gelten. Wenn es Licht gibt, muss es auch Dunkelheit geben. Denn erst durch das Zusammentreffen von Licht und Dunkelheit entsteht neues Leben. Dies ist der immerwährende Schöpfungsakt des Universums. So können auch die Krankheiten, deren Ursachen im Dunkeln liegen, durch das Zusammentreffen mit dem Licht geheilt und transformiert werden.

Betrachten wir einmal die Stellung des Menschen und der Natur in unserem Kosmos und lassen wissenschaftliche Erkenntnisse beiseite. Was sehen wir dann? Wie zeigt sich unsere Welt? Unter unseren Füßen ist die Erde. Über uns ist der Himmel. Wir Menschen und die Natur befinden uns dazwischen.

Dieses einfache Modell beschreibt unsere Stellung in der für uns sichtbaren Welt. Wir Menschen bewegen uns zwischen dem, was über uns ist – nach schamanischem Verständnis das Reich von Vater Sonne als dem Hauptgestirn, also dem urmännlichen Prinzip –, und dem, was unter uns ist – dem Reich von Mutter

Erde, also dem urweiblichen Prinzip. Die lebendige Natur, von der wir ein Teil sind, spiegelt uns im Außen unsere innere Natur und damit den Zustand in uns selbst wider.

VERWURZELUNG UND ERDUNG – DIE KRAFT VON MUTTER ERDE

Vor allem wir Menschen des westlichen Kulturkreises haben die natürliche Verbindung zu Mutter Erde verloren. Unsere Lebensweise hat uns in eine Welt geführt, in der die Natur und die Erde stellenweise als etwas Feindliches oder Fremdes wahrgenommen werden. Viele Menschen haben Berührungsängste, was die Natur angeht, und bewegen sich lieber in künstlich geschaffenen Welten.

Stammesvölker hingegen betrachten die Erde als ihre kosmische Mutter, die sie uneingeschränkt liebt und nährt und für sie sorgt. Sie sind tief verbunden mit ihrer Kraft und spirituellen Energie. Die Weisheit der Natur bestimmt ihre natürlichen Lebensrhythmen. Sie schenkt ihnen die Weisheitsschätze der Heilpflanzen und Heilenergien.

Die Erdung und Verbundenheit mit Mutter Natur ist ein Zustand, der Stammesmenschen ein Leben lang begleitet.

Eine gute, stabile Erdung ist eine der wichtigsten Voraussetzungen für wirkliche Gesundheit und für jeden spirituellen Weg. In schamanisch geprägten Kulturen war das Problem mangelnder Erdung praktisch nicht bekannt. Es ist bezeichnend, dass völlig intakte Stammesgemeinschaften, in denen Krankheiten fast unbekannt waren, durch den Kontakt mit der westlichen Kultur oft auseinandergebrochen sind und Krankheiten sich in rasendem Tempo ausgebreitet haben. Die ehemals gesunden und glücklichen Menschen wurden durch die Beeinflussung unserer materiellen Kultur völlig entwurzelt.

Vergleichen wir die gesunde, geistig-spirituelle Entfaltung eines Menschen mit einem Baum, wird schnell deutlich, warum es ohne eine tiefe Verwurzelung nicht geht. Nehmen wir dazu als Beispiel die Eiche und ihre Frucht, die Eichel. Um die Eichel ist bereits das Seelenenergiefeld des fertigen Baumes vorhanden. Die Idee des zukünftigen Baumes ist also nicht nur, wie uns die Naturwissenschaft erzählt, im Erbgut der Eiche abgespeichert, sondern auch auf einer geistig-energetischen Ebene bereits vorhanden und wahrnehmbar. Auch kommuniziert die »Idee Eiche« mit ihrer Umwelt und ist nicht isoliert von ihr. Pflanzen wir die Eichel ein, beginnt sie unter der Voraussetzung, dass die Bodenverhältnisse gut und genügend Wasser und Licht vorhanden sind, im Boden zu keimen. Sie fängt an, im Schutz und in der Dunkelheit von Mutter Erde zu wachsen.

Lange bevor die junge Pflanze den Boden durchbricht, hat sie schon Wurzeln in die Erde gestreckt, durch die sie sich die nötigen Nährstoffe und Wasser aus dem Boden holt. Wenn dann der Moment gekommen ist, an dem das werdende Bäumchen die Erdkruste durchbricht und ins Licht geboren wird, geben ihm seine Wurzeln den notwendigen Halt und Schutz, damit es wachsen und gedeihen kann. Wäre keine Verwurzelung vorhanden, würde das Pflänzchen bald vom Wind weggetragen werden und verkümmern.

Für das weitere Wachstum des Baumes ist entscheidend, ob sich das Wurzelwerk tiefer und fester in der Erde verankern kann, um so den notwendigen Halt und die Versorgung zu gewährleisten. Die Eiche wird dann einen festen Stamm und eine schöne, majestätische Krone entwickeln, wenn ihr Wurzelwerk, die Erdung, stimmt.

Die Entwicklung jeglichen Lebens auf diesem Planeten unterliegt im Prinzip dieser Gesetzmäßigkeit.

Für uns Menschen bedeutet dies, dass bei einer fehlenden oder gestörten energetischen Verwurzelung eine volle Entfaltung des in uns angelegten Potenzials nicht möglich ist.

Ein Beispiel dafür, was bei fehlender Erdung passieren kann, kennen wir alle: Wir laden uns im echten wie auch im übertragenen Sinn elektrostatisch auf, können uns aber nicht mehr auf natürlichem Weg entladen.

Jeder kennt das Phänomen, dass er plötzlich einen elektrischen Schlag bekommt, wenn er an eine Türklinke fasst oder die Autotür öffnet. Manchmal bekommen wir auch einen leichten Stromschlag, wenn wir einen anderen Menschen oder ein Tier berühren. Dieses Phänomen tritt nur in modernen Kulturen auf, die sich mit künstlichen Baustoffen umgeben und künstliche Kleidung und Schuhe tragen. Fast alle künstlichen Materialien laden sich elektrostatisch auf. Das heißt, es entstehen sehr starke elektrische Gleichfelder, weil die natürliche Luftionisation gehemmt wird.

Bewegen wir uns in solch einer künstlichen Umgebung, laden wir uns selbst mit diesen Feldern auf. Und da unsere modernen Schuhe fast alle eine Sohle haben, die uns elektrisch isoliert, ist eine natürliche Entladung dieser Energiefelder nicht mehr möglich. Daher speichern wir sie in unserem Körper und überlasten unser eigenes, feines Energiesystem permanent mit künstlichen, lebensfeindlichen Energien. Wenn wir dann andere Menschen oder Tiere berühren oder eben die besagte Autotür, kommt es zu einer spontanen Entladung.

Manche Krankheiten verschwinden wie durch Zauberhand, wenn wir auf künstliche Materialien um uns und an uns verzichten und so den heilsamen Energiefluss zur Erde wiederherstellen.

Die fehlende Erdung ist wiederum ein Spiegel für unsere mangelnde innere Erdung. Auch hier gilt das Grundgesetz: wie innen, so außen. Wir sind in unseren Seelen und Herzen von der Verbindung zur Erde abgeschnitten. Dabei ist unsere Erdenmutter immer für uns da und nimmt uns unsere Fremdenergien ab, wenn wir es denn nur geschehen lassen.

KRANKHEITSDEUTUNG

Überlege dir, wie es dir mit deiner Verbindung zum weiblichen Pol geht. Frage dich selbst:

◇ Bin ich gut geerdet?

◇ Verliere ich schnell den Boden unter den Füßen?

◇ Neige ich dazu, mich in geistigen Dimensionen zu verlieren und meinen Alltag zu vernachlässigen?

◇ Umgebe ich mich mit »Natur«, oder bewege ich mich vorwiegend in künstlich geschaffenen Welten?

Denke darüber nach, wie du dich besser erden und mit der Kraft und Weisheit der Erde verbinden kannst.

DIE VERBINDUNG UND ÖFFNUNG ZUR SONNE UND ZUM KOSMOS

Die Sonne ist in unserem Sonnensystem der Zentralstern. Obwohl sie 150 Millionen Kilometer von uns entfernt ist, gäbe es ohne sie kein Leben auf der Erde. Denke an die Eiche: Wie alle anderen Lebewesen drängt sie nach oben, dem Licht entgegen.

Die Sonne erinnert uns an das Licht in uns, das darauf wartet, nach außen sonnengleich strahlen zu dürfen. Wenn wir die Schwelle zum Licht überschreiten und uns mit der Sonne verbinden, erkennen wir, dass es mehr gibt, als uns unser Ego bisher vorgegaukelt hat. Wir erleben die transzendente, spirituelle Welt, die uns zu unserem göttlichen Ursprung führt.

Im schamanischen Weltbild ist das Leben (die alltägliche Realität) mit all seinen lichten und dunklen Herausforderungen das Bindeglied, das uns über die nicht-alltägliche Wirklichkeit mit der unteren (Erde) und der oberen Welt (Sonne) verbindet. Die meisten Menschen sind gefangen in der Welt der Materie und erlauben sich nicht, das Tor in den Himmel zu öffnen. Das wiederum führt unweigerlich zu Krankheiten.

Wer glaubt, ein spiritueller Weg führe aus der Materie heraus in geistige Dimensionen, der hat insofern recht, dass wir in unserem Ursprung geistige Wesen sind. Der Weg dorthin ist aber immer ein Weg durch die Materie. Jede Heldenreise in den Mythen der Welt ist immer auch eine Reise durch die Höhen und Tiefen der Welt und führt in die dunkelsten Bereiche von Mutter Erde.

Erst wenn wir Meister geworden sind über die Materie, wahre spirituelle Erdenhüter, erst dann beginnt auch das wahre Licht (die Sonne) in uns zu leuchten. Wichtig ist der Ausgleich der Energien, das harmonische Miteinander der Erd- und Sonnenenergie.

KRANKHEITSDEUTUNG

Überlege, wie es dir mit deiner Öffnung nach oben geht. Frage dich selbst:

◇ Habe ich eine gute Verbindung zur geistigen Welt?

◇ Neige ich dazu, mich in geistigen Dimensionen zu verlieren und meinen Alltag zu vernachlässigen?

◇ Setze ich mich regelmäßig und mit Augenmaß der Sonne aus?

◇ Habe ich eine gute Verbindung zu meinem männlichen Pol?

Mache dir Gedanken, wie du dich besser öffnen und mit der Kraft und Weisheit der Sonne verbinden kannst.

FEUER – ERDE – WASSER – LUFT

Wir kommen aus einer Einheit, die sich in eine grundlegende Polarität aufspaltet. Die beiden Urpole – der männliche und der weibliche Pol – drücken sich in allen Erscheinungsformen aus. Sie differenzieren sich dann noch weiter in die vier Elemente. Der männliche Pol spaltet sich in Feuer und Luft, der weibliche Pol in Wasser und das Element Erde (das nicht gleichzusetzen ist mit dem Urpol von Mutter Erde).

Die Beschreibung der vier Elemente: Feuer – Erde – Wasser – Luft finden wir auch in den Lehren verschiedener Philosophen, die mit ihren Modellen versucht haben, den Menschen und sein Wesen zu erklären. Sie vermitteln ein umfassendes Verständnis für das Zusammenspiel der Energien in allen Lebewesen.

Jede Form von Krankheit kann auf ein Ungleichgewicht dieser Elemente zurückgeführt werden. Heilung wiederum erfolgt dann durch das Erkennen

Letztendlich setzen sich alle uns bekannten Erscheinungen und Phänomene auf energetischer Ebene aus den vier Elementen zusammen.

und Zurückkehren in die Mitte, in den Ausgleich. Sowohl auf der seelisch-energetischen als auch auf der körperlichen Ebene finden wir alle vier Elemente. Ein schamanisches Modell, mit dem ich gerne arbeite, ordnet die vier Elemente um unser Herz als das spirituelle Zentrum der Liebe an.

Die Anordnung der vier Elemente wird durch das Ziel bestimmt, optimal für unser Leben ausgerichtet zu sein, sodass wir als Individuum durch die Elemente unterstützt werden. Da-

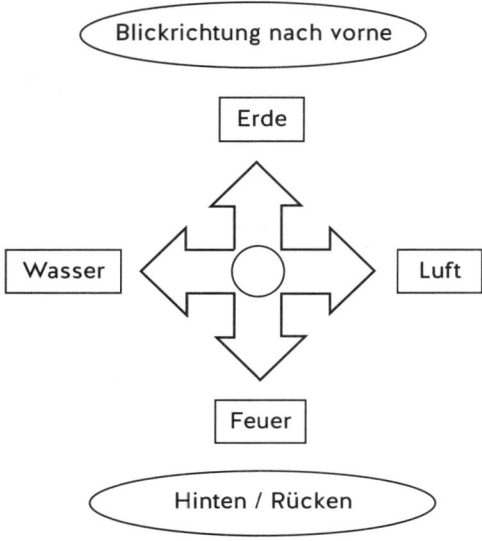

Die vier Elemente in uns

durch sind die Elemente auch genauso spürbar, wenn wir in Kontakt mit unserem Herz gehen:

◇ **Das Element Feuer** ist die Kraft, die uns von hinten unterstützt und uns die nötige Energie gibt, um durchs Leben zu gehen. Es ist die Energie, die uns befähigt, zu handeln und unsere Träume und Absichten zu verwirklichen.

◇ **Das Element Erde** vor uns ist das dichteste Element. Der Lebensweg geht nach vorn und vor uns verwirklicht sich unser Leben in der Materie. Es formt die Materie und verbindet uns mit der physischen Existenz.

◇ **Das Element Wasser** links von uns begleitet uns mit der Fähigkeit, zu fühlen und zu empfinden. Es gibt all unserem Tun und Denken eine persönliche Färbung durch die Verbindung zu unseren Gefühlen.

◇ **Das Element Luft** rechts von uns begleitet uns mit der Fähigkeit, zu analysieren, zu planen und zu reflektieren.

Erst das Zusammentreffen aller vier Elemente in uns schenkt uns die ganze Bandbreite der menschlichen Möglichkeiten.

DIE ELEMENTE-VERTEILUNG
ZUM ZEITPUNKT DER GEBURT

Jeder Mensch wird mit einer bestimmten inneren Elemente-Verteilung geboren, die von seinen Vorleben und seiner Lebensaufgabe abhängt. Im Geburtshoroskop lässt sich diese Verteilung ablesen. So hat ein Mensch zum Beispiel 60 Prozent Wasser, 20 Prozent Luft, 10 Prozent Feuer und 10 Prozent Erde. Dies ist die Elemente-Verteilung, mit der dieser Mensch in das jetzige Leben geht und die genau dem Zustand seiner Seele entspricht.

Diese Verteilung ist aber keine unveränderliche Komponente in unserem Leben. Bei uns Menschen geht es immer um einen Ausgleich der verschiedenen Energien, um ein Ankommen in unserer Mitte. Befinden wir uns zu lange in einem Element oder gibt es einen grundsätzlichen Mangel oder Überschuss in Bezug auf eine Element-Energie, können wir unser Leben nicht aus der Zeitlosigkeit und ruhenden Kraft unserer Mitte heraus gestalten. Daher geht es immer wieder darum, sich neu zu zentrieren.

Die Vier-Elemente-Lehre hilft uns auf unserem Weg zur spirituellen Meisterschaft, auf unserem Weg in die geistige Dimension.

Wenn wir außerhalb dieses Zentrums in uns sind, entstehen Spannung und Reibung und in der Folge Krankheit. Das ist so lange notwendig für unsere spirituell-geistige Entwicklung, bis wir gelernt haben, ein Meister zu sein über die uns umgebende Materie, unseren Körper, unsere Gedanken und unsere Gefühle, bis wir also bewusst unseren Willen steuern können.

Es ist zwar nicht möglich, die energetische Grundkonstitution eines Menschen, die sich auch in seiner körperlichen Erscheinungsform äußert, zu verändern. Den gedrungenen, massigen Körperbau eines Erdtypen kann man nicht einfach durch Zentrierungsübungen zu dem eines zarten Lufttypen machen, sondern er wird den Menschen bis zu einem gewissen Grad von Geburt an bis zum Tod begleiten. Aber wie auch bei der Frage, ob wir unser Leben von unserem genetischen Erbe bestimmen lassen müssen oder uns darüber erheben können, geht es auch hier darum, sich von den Fesseln der Geburtskonstitution zu lösen und innere Freiheit und Selbstbestimmung zu erreichen. Das Ziel ist die Mitte; sie entspricht dem zeitlosen, göttlichen Kern in uns – der bedingungslosen Liebe in unserem Herzen.

KRANKHEITSDEUTUNG

Überlege, in welchen Bereichen du deine Elemente-Energien nicht deinem Wesen gemäß lebst. Frage dich:

◇ Habe ich eine gute Verbindung zum Element Feuer, habe ich also immer so viel Energie, wie ich gerade benötige?

◇ Habe ich eine gute Verbindung zum Element Erde, fühle ich mich also in meiner materiellen Welt und mit meinem Körper wohl?

◇ Habe ich eine gute Verbindung zum Element Wasser, entsprechen also meine Gefühle meinem inneren Wesen, und kann ich sie zeigen?

◇ Habe ich eine gute Verbindung zum Element Luft, kann ich also strukturiert denken und planen?

Im Dialog mit der Krankheit

Wer seine Gesundheit durch allzu strenge Lebensweise zu erhalten sucht, begibt sich damit in eine fortlaufende und langweilige Krankheit.

FRANÇOIS VI. DE LA ROCHEFOUCAULD (1613–1680), FRANZ. OFFIZIER UND SCHRIFTSTELLER

DIE BOTSCHAFT
DER KRANKHEIT

Wie wir nun wissen, treten Schamanen in direkten Kontakt mit dem Wesen der Krankheit und betrachten sie nach vielen Kriterien. Wenn wir aber die Möglichkeit haben, direkt und unmittelbar mit dem Wesen der Krankheit zu kommunizieren, wieso brauchen wir dann überhaupt noch andere Diagnosemethoden? Die Antwort ist einfach: Der direkte Dialog verschafft uns zwar den unmittelbaren Zugang zur Krankheit, doch bekommen wir auf diese Weise nur Informationen von einer Ebene, nämlich der Bildersprache der Seele. Da aber das Wesen der Krankheit oder der Symptome nur ein beschränktes Bewusstsein hat, ergibt die Kommunikation mit ihm selten ein ganzheitliches Bild.

Für ein umfassendes Bild unserer Krankheit brauchen wir unterschiedliche Diagnosemethoden.

ERKENNTNISSE AUS DER
SCHAMANISCHEN PRAXIS

Inzwischen sollte klar geworden sein, dass uns jede Krankheit eine Botschaft vermitteln will. In dieser Botschaft sind der innerseelische Ursprung der Krankheit, das ihr zugrunde liegende Thema und auch der Weg zur Lösung des ursächlichen Problems enthalten. In der schamanischen Praxis gewinnt der Klient oft überraschende, manchmal spektakuläre Erkenntnisse, die ihn zu heilsamen Veränderungen in seinem Leben befähigen.

BEISPIEL: IM DIALOG MIT MARIAS MS-ERKRANKUNG

Bei Maria war vor Jahren Multiple Sklerose diagnostiziert worden. Sie kam in die Praxis, als sie seit einigen Monaten ohne Krücken keinen Schritt mehr gehen konnte. Überflüssig zu sagen, dass sie das sehr deprimierte. Während der schamanischen Seelenreise für Maria begegnete uns das Wesen der MS-Erkrankung in Gestalt von kleinen, furchteinflößenden Monstern, die einen Kreis um einen Berghügel gezogen hatten. Auf der Spitze des Hügels stand Marias Seele, gelähmt vor Angst.

Die Monster erklärten, dass sie ihren Kreis immer wieder eng um Marias Seele zögen, damit sie diese berühren könnten. Dieser Zustand entsprach Marias akuten MS-Schüben, die wiederholt auftraten. Irgendwann, so erklärten die Monster weiter, seien sie hier auf diesem Hügel in die Welt getreten; ihre Funktion sei eine reine Schutzfunktion. Marias Seele hatte sie bereits in Kindheitstagen erschaffen, um sich vor der übergriffigen Art ihrer Eltern zu schützen, die ihr keinen Eigenraum gelassen hatten. Ständig waren sie besorgt um die Tochter gewesen, und Maria hatte keinen Schritt allein gehen dürfen.

Damit ihre Seele nicht erstickte, erschuf sie Monster und postierte sie um sich, um wenigstens noch einen kleinen eigenen Raum zu haben. Die Monster symbolisierten also eine Überlebensstrategie aus der Kindheit, die Maria selbst entwickelt hatte.

Begleitend zu ihrer schulmedizinischen Therapie empfahl ich ihr Folgendes:

◇ Schamanische Reise mit Seelenrückholung und Auflösung des Seelenvertrages. Durchtrennung aller pathologischen und angstbesetzten Beziehungslinien aus der Kindheit. Stärkung des inneren Kriegers und der Auftrag, sich um die Monster zu kümmern.

◇ Entkopplung der MS im Medizinrad, Suche und Installation des geheilten Zustands.

◇ Tägliche Behandlung aller Chakren und der Aura mit entsprechenden Räucherstoffen.

◇ Begleitende Therapie mit naturheilkundlichen und energetischen Medikamenten.

Der wichtigste Schritt für Maria bestand allerdings darin, sich von ihrer Lebensangst, ihren Schuldgefühlen und der Bevormundung durch ihre Eltern zu befreien, da hier die eigentliche Ursache der MS zu finden war. Dazu arbeitete Maria mit dem Ritual »Das Feuer der Transformation« und lernte, sich mit einfachen schamanischen Methoden (zum Beispiel der Stärkung des inneren Kriegers, der Arbeit mit dem Brennnesseldeva) abzugrenzen.

Drei Monate nach Behandlungsbeginn hatte Maria keinen neuen Krankheitsschub mehr und schaffte es zum ersten Mal seit Monaten wieder, ohne Krücken ein paar Schritte zu gehen. Nun war ihre Motivation so groß, dass sie eine radikale Ernährungsumstellung, eine Bioresonanztherapie und eine Psychotherapie begann. Ihr Gesamtzustand verbesserte sich dadurch noch weiter.

Es zeigt sich immer wieder, dass schamanisch gewonnene Erkenntnisse und darauf aufbauende therapeutische Maßnahmen oft genau die Mosaiksteinchen liefern, die in der Therapie bisher gefehlt haben. Manchmal greifen dann plötzlich auch andere Therapien, eine unerwartete Besserung tritt ein, oder zumindest verbessert sich der psychische Zustand des Patienten so weit, dass er wieder den Mut findet, neue Wege der Heilung zu gehen.

DER SCHAMANISCHE KRANKHEITSCHECK

Wie können wir nun den tieferen Sinn unserer Krankheit erfassen, ohne zu einem Schamanen zu gehen? Dieses Buch liefert dir hierzu eine Vielzahl von Empfehlungen:

◇ Überprüfe, inwieweit du in natürlichen Kreisläufen und Lebensrhythmen lebst (S. 42 f.).

◇ Überprüfe, in welchen Lebensbereichen du einen Mangel oder Überenergie hast (S. 71).

◇ Überprüfe, inwieweit du nach den Lebensgesetzen lebst (S. 48 f.).

◇ Übernimm konsequent die Verantwortung für dein Leben.

◇ Überprüfe, ob karmische Belastungen vorliegen (S. 54 f.).

◇ Überprüfe das Wechselspiel zwischen Abgrenzung und Öffnung und spüre entsprechende Fremdenergien auf (S. 66 f.).

◇ Überprüfe die innerseelischen Archetypen (S. 33 f.).

◇ Kläre mithilfe der Chakrenliste Blockaden in deinem Energiesystem (S. 96 ff.).

◇ Prüfe deine Organe mithilfe der Liste (S. 92 ff.).

◇ Mache die Reise zum Wesen der Krankheit (S. 101 f.).

◇ Begegne den Krankheitsursachen im Medizinrad und kläre, was betroffen ist: der Grundpol, das Hauptelement, das Kraftfeld, der Persönlichkeitsbereich (S. 106 ff.).

◇ Nimm notwendige Veränderungen in deinem Leben vor.

Suche, falls traumatische Belastungen vorliegen oder sich keine positiven Ergebnisse einstellen, einen erfahrenen Schamanen auf.

DIE ORGANE UND IHRE GRUNDTHEMEN

Alle unsere Organe haben eine spezifische Funktion, und einzelne Organe schließen sich zu Organsystemen zusammen, die wiederum übergeordnete Aufgaben erfüllen. Die Organe und Organsysteme kommunizieren miteinander, stimmen sich aufeinander ab und sorgen so für ein optimales Funktionieren unseres Körpers. Für unsere Betrachtung ist es wichtig zu wissen, dass uns ein erkranktes Organ oder Organsystem anhand seiner jeweiligen Aufgabe, Funktion und Lage Aufschluss darüber geben kann, welche innerseelischen Themen unserer Krankheit zugrunde liegen.

Im Folgenden findest du einen Überblick über die Grundthemen der wichtigsten Organsysteme. Er kann dir bei der Deutung deiner eigenen Symptome helfen. Für weiter gehende Betrachtungen der Organsprache verweise ich auf die einschlägige Literatur hierzu.

Die schamanische Herangehensweise, um mit einem Organ zu kommunizieren, ist die Reise zum Wesen der Krankheit (S. 101 f.). Während dieser Reise erfährst du, warum genau ein bestimmtes Organ befallen ist und was dir das Wesen der Krankheit über dich und dein Leben sagen will.

Organsysteme, ihre Grundthemen und Elemente-Zuordnung

Die Zelle als der kleinste Baustein von Geweben, Organen und Organsystemen enthält alle vier Elemente: die Zellmembran und die Zellorganellen: Erde; das Zellwasser: Wasser; der Gasaustausch in der Zelle: Luft; die Verbrennung in der Zelle: Feuer. Auch in jedem Organ sind über seinen materiellen Aufbau und seine Funktion alle vier Elemente enthalten. Durch ihre spezielle Funktion können wir den einzelnen Organen aber immer auch ein oder zwei grundlegende Elemente-Themen zuordnen.

Atmungssystem

Grundthema: Austausch, Verbindung zwischen uns, unserer inneren Welt und dem Außen. Versorgung und Entsorgung, Abgrenzung und Öffnung

Zentralorgan: Lunge

Hauptelement: Luft

Seelenthema: Grundrhythmus des Lebens; Grundrhythmus des Öffnens, Aufnehmens und Versorgens und des Abgrenzens und Abgebens

Geschlechtsorgane

Grundthema: Fortpflanzung und Arterhaltung

Hauptelemente: Wasser (Sperma) und Erde (Eizelle)

Seelenthema: Überwindung der Polarität in der Vereinigung

Harnsystem

Grundthema: Rückgewinnung wertvoller wasserlöslicher Stoffe und Wasserausscheidung

Zentralorgan: Niere

Hauptelement: Wasser

Seelenthema: Umgang mit Emotionen, Unterscheidung zwischen wohltuenden und die Entwicklung hemmenden Gefühlen

Haut

Grundthema: Kontakt, Austausch, Abgrenzung und Schutz

Hauptelement: Erde (materieller/körperlicher Kontakt)

Seelenthema: Wie gut kann ich mich abgrenzen und meinen Eigenraum wahren?

Herz-Kreislauf-System
Grundthema: Herstellung der Verbindungen in uns, Versorgung und Entsorgung, Sitz der Immunabwehr, wichtigstes Transportsystem im Körper
Zentralorgan: Herz
Hauptelemente: Wasser (Blut), Feuer (das Herzensfeuer)
Seelenthema: Liebe; Mut, sich der Welt zu öffnen; der radikale Weg des Herzens und der Lebensaufgabe; Verbindung mit den großen Kreisläufen des Lebens

Hormonsystem
Grundthema: innere Informationsübertragung mit Botenstoffen, inneres Gleichgewicht, innere Kommunikation
Hauptelemente: Luft (Informationsaustausch), Erde (Botenstoff)
Seelenthema: Kopf, Bauch, Herz und deren unterschiedliche Bedürfnisse in Einklang bringen; Ausgleich zwischen Seele und Ego

Immunsystem
Grundthema: Gesunderhaltung, Heilung, Schutz
Hauptelement: Feuer (der Abwehrkampf)
Seelenthema: der Umgang mit krank machenden Einflüssen; die Fähigkeit, sich zu verteidigen; die Fähigkeit, das Leben so auszurichten, dass wir im Einklang mit unserer Seele, unserer Lebensaufgabe und der Liebe sind

Lymphsystem
Grundthema: die Müllabfuhr, Entsorgung von Giften und Abfallprodukten
Hauptelemente: Erde (Abfallstoffe), Wasser (Lymphflüssigkeit)
Seelenthema: Seelenhygiene, innere Reinigung

Nervensystem
Grundthema peripheres Nervensystem: Reizweiterleitung an das zentrale Nervensystem und in die Körperperipherie

Grundthema zentrales Nervensystem: Reizverarbeitung – sowohl zur Beurteilung und Verarbeitung der inneren und äußeren Reize als auch für eine adäquate Antwort und Reaktion und die Informationsspeicherung; die große Steuerzentrale
Hauptelemente: Luft (Information), Feuer (elektrische Leitfähigkeit)
Seelenthema: Herstellung einer inneren Ordnung, die dem eigenen Wesen entspricht. Das Leben stellt uns eine Frage, und wir sind aufgefordert, lebensdienliche Antworten zu finden.

Sinnesorgane
Grundthema: Wahrnehmung der äußeren Welt
Hauptelement: Feuer (Nervenimpulse)
Seelenthema: Wie nehmen wir die Welt wahr, sowohl die äußere Welt als auch unsere Seelenwelt?

Stütz- und Bewegungsapparat
Grundthema Skelett: Haltung und Stabilität
Grundthema Muskulatur: Bewegung
Hauptelement: Feuer (Muskeln), Erde (Skelettsystem, Bänder usw.)
Seelenthema: Welche innere Haltung nehmen wir ein? Entwickeln wir uns freiwillig und bleiben so im Fluss des Lebens?

Verdauungssystem
Grundthema: Aufnahme, Verarbeitung und Ausscheidung von fester Nahrung und Flüssigkeit
Hauptelemente: Erde (Nahrung), Wasser (Trinken, Verdauungssäfte)
Seelenthema: das Leben mit seinen Herausforderungen annehmen und »verdauen«

DIE CHAKREN UND IHRE GRUNDTHEMEN

Jedes Chakra versorgt bestimmte Körperregionen und Organe mit feinstofflicher Energie und transportiert überschüssige Energie und energetische Verschmutzungen nach draußen. Im Folgenden können wir zwischen unseren Symptomen, den betroffenen Organen, den betroffenen Chakren und ihren Themenbereichen einen Bezug herstellen. Dabei ist zu beachten, dass die meisten Krankheitsbilder bezüglich ihrer Ursachen heute sehr komplex sind und deshalb oft mehrere Chakren betroffen sind. Die zugeordneten Symptome geben einen Überblick und liefern erste Hinweise, vollständig können sie aber natürlich nicht sein. Sollte dein eigenes Symptombild nicht dabei sein, sind hier deine Intuition und dein analytisches Denken gefragt. Wenn du allein nicht weiterkommst, kann dir auch hier ein erfahrener Schamane helfen.

Die Chakren, ihre Grundthemen, ihr Organ-Bezug und mögliche Krankheiten

Das erste Chakra (Wurzel-/Basischakra)
Lage: am Ende des Steißbeins zwischen den Geschlechtsorganen und dem Anus, ein Energietrichter senkrecht nach unten in Richtung Erde
Farbe: rot
Energetisch versorgte Bereiche im Körper: alle festen Bereiche (Skelett, Knochen, Nägel, Zähne), Beine, Füße, Kreuzbein, Steißbein, Damm, Dick- und Enddarm, Blut- und Zellaufbau

Hormondrüse(n): Nebennieren
Mögliche Krankheiten: Immunschwäche, Essstörungen, Darmerkrankungen, Verstopfung, Reizdarm, Hämorrhoiden, Ischiasprobleme, rheumatische Erkrankungen, Kniebeschwerden, Erkrankungen der Füße, Krampfadern
Bedeutung: grundlegende Lebensenergie, Wille zum Leben, Selbsterhaltungstrieb, Urvertrauen ins Leben, Verbindung zur Erdmutter und Verwurzelung

Das zweite Chakra (Sakral-/Sexualchakra)
Lage: etwa zwei bis vier Finger breit unter dem Bauchnabel, ein Energietrichter waagrecht nach vorne, ein Energietrichter waagrecht nach hinten
Farbe: orange
Energetisch versorgte Bereiche im Körper: Beckenraum mit allen Beckenraumorganen und den inneren Geschlechtsorganen, Niere, Blase, Blut und Lymphe, Urin und Sperma, Regelung des weiblichen Zyklus, Hüfte, Lendenwirbelsäule
Hormondrüse(n): Keimdrüsen
Mögliche Krankheiten: Erkrankungen der Geschlechtsorgane, Menstruationsbeschwerden, Prostataerkrankungen, Eierstockerkrankungen, Gebärmutterkrankheiten wie Zysten, Myome usw., Nieren- und Blasenerkrankungen, sexuelle Dysfunktion, Unfruchtbarkeit, Harnwegsinfektionen, Bettnässen, Appetitverlust, Erkrankungen des Blutes und der Lymphe
Bedeutung: Sexualität zur Arterhaltung und Fortpflanzung, niedere Gedanken und Emotionen, Differenzierung der grundlegenden Lebensenergie, Lebenslust

Das dritte Chakra (Nabel-/Solarplexuschakra)
Lage: zwischen Bauchnabel und Solarplexus, ein Energietrichter waagrecht nach vorne, ein Energietrichter waagrecht nach hinten
Farbe: gelb

Energetisch versorgte Bereiche im Körper: die Bauchhöhle mit ihren Verdauungsorganen, Magen, Dünndarm, Zwerchfell, Leber, Galle, Gallenblase, Milz, Darm, der untere Rücken, vegetatives Nervensystem, Nieren, Haut, Haare und Nägel

Hormondrüse(n): Bauchspeicheldrüse

Mögliche Krankheiten: Verdauungsprobleme, Essstörungen, Atemprobleme, Divertikulitis, Magenbeschwerden, Magengeschwüre, Leber- und Gallenerkrankungen, Gallensteine, Diabetes mellitus, Darmerkrankungen, Krebserkrankungen, Gewichtsprobleme, Allergien, Hauterkrankungen

Bedeutung: Nach außen gerichtete Willenskraft, Durchsetzungsfähigkeit, Abgrenzungsfähigkeit, Entwicklung des Ich-Bewusstseins, Sensibilisierung und Verfeinerung der Gedanken und Gefühle

Das vierte Chakra (Herzchakra)

Lage: mittig in Höhe des Herzens, ein Energietrichter waagrecht nach vorne, ein Energietrichter waagrecht nach hinten

Farbe: grün

Energetisch versorgte Bereiche im Körper: Herz, Brustkorb, oberer Rücken, Brustwirbelsäule, Lunge und tiefe Bronchien, Blutkreislauf, Blutzusammensetzung, Immunsystem

Hormondrüse(n): Thymusdrüse

Mögliche Krankheiten: Krankheiten von Herz, Lunge, Brust, hoher oder niedriger Blutdruck, Kreislaufprobleme und -erkrankungen, Durchblutungsstörungen, Asthma, Allergien, Erkrankungen des Immunsystems, Erkältungen, Atembeschwerden

Bedeutung: die Empfindung von wirklicher Liebe, Mitgefühl, Menschlichkeit, Güte, Zuneigung, Eigen- und Nächstenliebe

Das fünfte Chakra (Kehlchakra)

Lage: in Höhe des Kehlkopfes, ein Energietrichter waagrecht nach vorne, ein Energietrichter waagrecht nach hinten

Farbe: blau

Energetisch versorgte Bereiche im Körper: Hals, Nacken, Kehlkopf, Stimmorgane, Mund, Nase, Halswirbelsäule, Schultern, Arme, Hände, Ohren, Kiefer, Zungenbein, Bronchien, Schilddrüse

Hormondrüse(n): Schilddrüse

Mögliche Krankheiten: Entzündungen von Rachen, Nebenhöhlen, Mundhöhle und Zahnfleisch, Zahnerkrankungen, Halsschmerzen, Nacken- und Schulterschmerzen, Sprachstörungen, Schluckstörungen, Ohrerkrankungen, Tinnitus, Schwerhörigkeit, Gleichgewichtsstörungen, Erkrankungen der Arme und Hände, Über- oder Unterfunktion der Schilddrüse

Bedeutung: der Ausdruck der Persönlichkeit, Kommunikation, Wahrheit, die verbal ausgedrückte Kraft der Gedanken

Das sechste Chakra (Stirnchakra)

Lage: etwas oberhalb der Augenbrauen in der Mitte der Stirn, ein Energietrichter waagrecht nach vorne, ein Energietrichter waagrecht nach hinten

Farbe: indigoblau/magenta/violett

Energetisch versorgte Bereiche im Körper: Augen und Augenhöhlen, Jochbein, Nase, Gesicht, Stirn- und Schläfenbein, Nebenhöhlen, Kleinhirn, Hypophyse, Hypothalamus, Gehirn

Hormondrüse(n): Hirnanhangsdrüse (Hypophyse)

Mögliche Krankheiten: Kopfschmerzen, Migräne, Schwindel, Schlaganfälle, Gehirnerkrankungen, Erkrankungen von Augen und Nase, Sehschwäche, Stirnhöhlenentzündung, generell Hormonstörungen, Konzentrationsschwäche, Depression, Psychosen, Verlust der Realitätswahrnehmung

Bedeutung: auf der körperlichen Ebene das Gleichgewicht zwischen allen Hormonen – übertragen Ausgeglichenheit und inneres Gleichgewicht, Kraft der Fantasie und Fähigkeit zum Träumen, Wahrnehmung der unsichtbaren, feinstofflichen Welt, Weisheit

Das siebte Chakra (Kronenchakra)
Lage: am Scheitelpunkt/höchstem Punkt des Kopfes, ein Energietrichter senkrecht nach oben in Richtung Sonne
Farbe: violett/weiß
Energetisch versorgte Bereiche im Körper: der Bereich des Schädels, Hirnhäute, zentrales Nervensystem, Großhirn, Mittelhirn
Hormondrüse(n): Zirbeldrüse (Epiphyse)
Mögliche Krankheiten: Kopfschmerzen, Migräne, Schlafstörungen, Schlaganfall, Schwindel, Epilepsie, Gehirntumor, Nervenleiden, Lähmungserscheinungen, Multiple Sklerose, Krebserkrankungen, Schlafstörungen, Koma, generelle Immunschwäche, Parkinson, Alzheimer, Depressionen
Bedeutung: Religion, Erkenntnis von Gott, Hingabe an den göttlichen Willen, echte Spiritualität, Erleuchtung, Vollendung des Lebensweges

Das achte Chakra (Seelengarten)
Lage: knapp oberhalb des Kopfes
Farbe: gold/weiß
Energetisch versorgte Bereiche im Körper: alle Bereiche, der Bauplan des feinstofflichen und materiellen Körpers
Mögliche Krankheiten: alle
Bedeutung: der persönliche Seelengarten, Aufrechterhaltung der Verbindung des Selbst mit Gott, der abgespeicherte Bauplan des Menschen, Zugang zur Weisheit und dem gesamten Wissen des Universums

Das neunte Chakra (Spirit)
Lage: im Universum
Farbe: weiß/strahlendes Licht
Energetisch versorgte Bereiche im Körper: keine
Mögliche Krankheiten: Keine
Bedeutung: Unendlichkeit, unsere wahre Heimat, der Spirit in der Raum- und Zeitlosigkeit

DIE REISE ZUM WESEN DER KRANKHEIT

Kommen wir nun zu einem der wichtigsten Diagnoseinstrumente, die ich dir in diesem Buch vorstellen möchte: der Reise zum Wesen der Krankheit. Du kannst damit in einen direkten Dialog mit dem Wesen deiner Krankheit treten und so quasi aus erster Hand die wichtigsten Informationen hinsichtlich ihrer Ursachen und Heilungsmöglichkeiten erhalten. Diese schamanische Reise findest du auf der beiliegenden CD.

VOR DER REISE

Überlege dir vor der Reise genau, was du dir von der Begegnung mit dem Wesen der Krankheit erhoffst. Schreibe dir am besten auf, was du das Wesen fragen und um welche Antworten und Erkenntnisse genau du bitten willst. Lege dir Zettel und Stift bereit, damit du nach der Reise alles notieren kannst, was dir wichtig ist.

Der rituelle Rahmen

Sorge dafür, dass du für die Dauer der Reise ungestört bist. Zünde eine Kerze an und räuchere mit einer Räuchermischung, die du als angenehm empfindest und die zu deinem Thema passt. Mache es dir bequem, am besten legst du dich auf eine Matte oder Decke auf den Boden. Richte deine Aufmerksamkeit nun auf deine Atmung und atme tief ein und aus.

Der Heilige Raum

Im nächsten Schritt öffnest du den Heiligen Raum. Jede schamanische Arbeit, jede Heilung und Veränderung findet immer in einem Bereich der Wirklichkeit statt, der jenseits von unserem normalen Raum-Zeit-Gefüge liegt. Dieser sogenannte Heilige Raum ist wie eine Blase, die mit der Unendlichkeit verbunden ist. Er ist deshalb so wichtig, weil wir nur hier das Energiefeld der Seele erreichen und nur hier mit dem Wesen der Krankheit kommunizieren können. Gleichzeitig wird im Heiligen Raum verhindert, dass belastende Erinnerungen und Traumata, die eventuell auftauchen, mit ins Hier und Jetzt genommen werden. Lies dir den folgenden Text in Ruhe durch:

◇ Ich wende mich mit meiner Aufmerksamkeit und meinem Atem nach unten und bitte die Heilkräfte von Mutter Erde, die den weiblichen Pol heilen, sich mit mir und mit meinem Energiefeld zu verbinden. (Stelle über tiefe Atemzüge die Verbindung her.)

◇ Ich wende mich mit meiner Aufmerksamkeit und meinem Atem nach oben und bitte die Heilkräfte von Vater Sonne, die den männlichen Pol heilen, sich mit mir und mit meinem Energiefeld zu verbinden. (Stelle über tiefe Atemzüge die Verbindung her.)

◇ Ich wende mich mit meiner Aufmerksamkeit und meinem Atem nach Süden und bitte die Heilkräfte des Südens, die die Wunden der Vergangenheit heilen, sich mit mir und mit meinem Energiefeld zu verbinden. (Stelle über tiefe Atemzüge die Verbindung her.)

◇ Ich wende mich mit meiner Aufmerksamkeit und meinem Atem nach Westen und bitte die Heilkräfte des Westens, die die Angst vor der Zukunft und vor dem Tod heilen, sich mit mir und mit meinem Energiefeld zu verbinden. (Stelle über tiefe Atemzüge die Verbindung her.)

◇ Ich wende mich mit meiner Aufmerksamkeit und meinem Atem nach Norden und bitte die Heilkräfte des Nordens, die alle Blockaden im Familiensystem und im System der Herkunftsfamilie und der Ahnen heilen, sich mit mir und mit meinem Energiefeld zu verbinden. (Stelle über tiefe Atemzüge die Verbindung her.)

◇ Ich wende mich mit meiner Aufmerksamkeit und meinem Atem nach Osten und bitte die Heilkräfte des Ostens, die in die Klarheit der Vision und der Lebensaufgabe führen, sich mit mir und mit meinem Energiefeld zu verbinden. (Stelle über tiefe Atemzüge die Verbindung her.)

◇ Nun wende ich mich mit meiner Aufmerksamkeit, getragen durch meinen Atem, nach innen zu meinem Herzzentrum und stelle mir ein Kreuz vor, dessen vier Achsen durch die vier Elemente Feuer – Erde – Wasser – Luft gebildet werden.

◇ Ich wende mich mit meiner Aufmerksamkeit und meinem Atem nach hinten zum Element Feuer und bitte die Heilkräfte des Feuers, sich mit mir und meinem Herzen zu verbinden. (Stelle über tiefe Atemzüge die Verbindung her.)

◇ Ich wende mich mit meiner Aufmerksamkeit und meinem Atem nach vorne zum Element Erde und bitte die Heilkräfte der Erde, sich mit mir und meinem Herzen zu verbinden. (Stelle über tiefe Atemzüge die Verbindung her.)

◇ Ich wende mich mit meiner Aufmerksamkeit und meinem Atem nach links zum Element Wasser und bitte die Heilkräfte des Wassers, sich mit mir und meinem Herzen zu verbinden. (Stelle über tiefe Atemzüge die Verbindung her.)

◇ Ich wende mich mit meiner Aufmerksamkeit und meinem Atem nach rechts zum Element Luft und bitte die Heilkräfte der Luft, sich mit mir und meinem Herzen zu verbinden. (Stelle über tiefe Atemzüge die Verbindung her.)

◇ Nun bin ich in meiner Mitte in meinem Heiligen Raum und bitte alle Heilkräfte und spirituellen Kräfte, die mein Ritual unterstützen wollen, um ihre Hilfe und um ihren Schutz.

Der Schutzkreis

Um ungestört und unbeeinflusst eine schamanische Reise durchführen zu können, ist es notwendig, einen spirituellen Schutzkreis zu errichten. Im Schamanismus verwenden wir hierzu den Brennnesseldeva, also die »Seelenenergie« der Brennnessel. Gehe dazu in einen Zustand der Entspannung und stelle dir vor deinem inneren Auge eine Brennnessel vor. Bitte die Seelenenergie der Pflanze, sie möge einen Schutzkreis um dich herum errichten (zum Beispiel: »Ich bitte die Brennnessel um Unterstützung und Schutz für diese schamanische Reise.«).

DIE REISE

Falls du es noch nicht getan hast, lege dich jetzt hin und starte die CD mit der Reise zum Wesen der Krankheit. Folge dann einfach den Worten, und lasse dich durch die Reise führen.

Achtung: Falls du noch nie mit geführten Meditationen oder schamanischen Reisen gearbeitet hast, kann es passieren, dass du dich zu Beginn schwertust. Vielleicht kannst du den Worten nicht folgen, vielleicht tauchen keine oder nur unklare Bilder in dir auf. Vielleicht kannst du dich nicht richtig entspannen und in die Trance fallen lassen, und vielleicht bekommst du nicht die erhofften Informationen. All dies ist kein Grund, aufzugeben. Überlege dir, wie du dich noch besser entspannen kannst, und wiederhole die Reise immer wieder. Erst wenn du nach mehrmaligen Versuchen überhaupt keinen Erfolg hast, rate ich dir, zu einem erfahrenen Schamanen zu gehen und mit ihm gemeinsam zu klären, was dich daran hindert, mit dem Wesen der Krankheit in Kontakt zu treten.

Falls Ängste auftauchen

Wenn du den Heiligen Raum wie beschrieben geöffnet und den Brennnesseldeva um Schutz gebeten hast, ist die Reise völlig ungefährlich. Trotzdem kann es passieren, dass es dir Angst macht, wenn du deiner Krankheit auf der Energie- und Seelenebene begegnest und direkt mit ihr kommunizierst. Atme dann ein paar Mal tief ein und aus, verbinde dich mit deinem Herz und mit der Liebe zu dir selbst, bitte den Brennnesseldeva um zusätzlichen Schutz, und bleibe völlig fokussiert bei deiner Absicht. Falls die Ängste nicht verschwinden, beende deine Reise, indem du die Augen öffnest. Atme dann ein paar Mal tief ein und aus und stelle dir bei jeder Ausatmung vor, wie alles, was dich gerade ängstigt und verunsichert, in die Erde fließt und dort von der Heilkraft, Weisheit und Liebe von Mutter Erde transformiert wird, sodass es weder dich noch ein anderes Wesen weiter beeinflussen kann.

Schreibe, wenn du deine Reise beendet hast, alles auf, was du gerade erfahren und erlebt hast. Arbeite in den folgenden Tagen mit deinen Aufzeichnungen. Überlege dir, was die Informationen für dich bedeuten und was du in deinem Leben verändern musst, um einen Weg der Heilung und Gesundheit zu gehen.

KRANKHEITSDIAGNOSE IM SCHAMANISCHEN MEDIZINRAD

Das schamanische Medizinrad bietet eine weitere einfache Möglichkeit, um konkrete Informationen über eine Krankheit zu erhalten. Es liefert Informationen über den Zusammenhang zwischen unserer Krankheit und der Polarität, den vier Elementen, blockierten Verbindungen und dem hauptsächlich betroffenen Persönlichkeitsfeld.

Das Medizinrad bildet symbolisch die Seele ab. In der Arbeit damit können wir in einen direkten Dialog mit unserer Seele treten. Wir stellen eine Frage und finden über die Position, die uns unsere Intuition zeigt, eine klare Antwort. Alles, was wir dazu brauchen, ist ein Platz, an dem wir das Medizinrad auf den Boden legen können. Wenn du es nur für dich selbst nutzt, reicht dafür ein Kreis von etwa 1,5–2 Meter Durchmesser vollkommen aus.

Der äußere Ring des Medizinrads mit den zwölf Persönlichkeitsprinzipien dreht sich symbolisch gegen den Uhrzeigersinn, der innere Kreis, der auch die vier Kreise der vier Elemente beinhaltet, dreht sich entgegengesetzt. So entsteht eine permanente Reibung zwischen unserer Seele und ihren Anliegen und unserer Persönlichkeit, die umso stärker ist, je weiter wir von einer inneren Harmonie entfernt sind. Diese Spannung und Reibung wiederum ist es, die uns zur Entwicklung antreibt und die wir umso stärker auch in Form von Krankheiten spüren, je stärker die Spannung in uns ist.

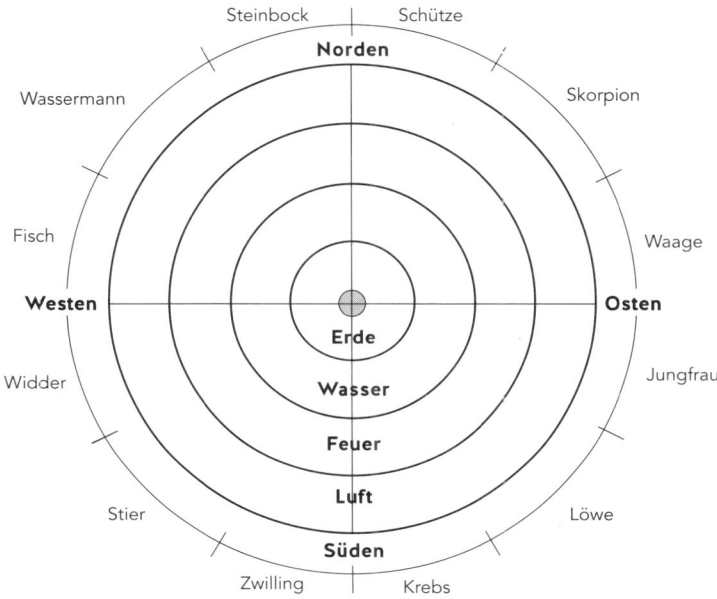

Das schamanische Medizinrad als Abbild der Seele

Im Modell des Medizinrads finden wir folgende Ebenen, die uns Aufschluss über die Ursachen unserer Krankheit geben können:

◇ die vier Elemente Feuer, Erde, Wasser und Luft und damit der männliche und weibliche Pol

◇ die Vergangenheit (der Quadrant zwischen der Süd- und der Westachse)

◇ die Zukunft (der Quadrant zwischen der West- und der Nordachse)

◇ die Herkunftsfamilie (der Quadrant zwischen der Nord- und der Ostachse)

◇ die Lebensaufgabe (der Quadrant zwischen der Ost- und der Südachse)

◇ die zwölf Persönlichkeitsanteile.

DER PRAKTISCHE AUFBAU DES MEDIZINRADS

Wie du dein Medizinrad legst und welche Materialien du dafür verwendest, bleibt dir überlassen. Wenn du es nach schamanischer Tradition machen willst, empfehle ich dir das folgende Vorgehen:

Suche dir 25 Steine. Wähle den Platz für dein Medizinrad mit Bedacht, räuchere rituell und bitte die Energien des Platzes um ihre Unterstützung für dein Vorhaben. Gehe achtsam und respektvoll vor, auch beim Aussuchen der Steine. Lasse dir Zeit und bleibe mit allen Sinnen beim Bau deines persönlichen Medizinrades. Lege die Steine in der gekennzeichneten Reihenfolge:

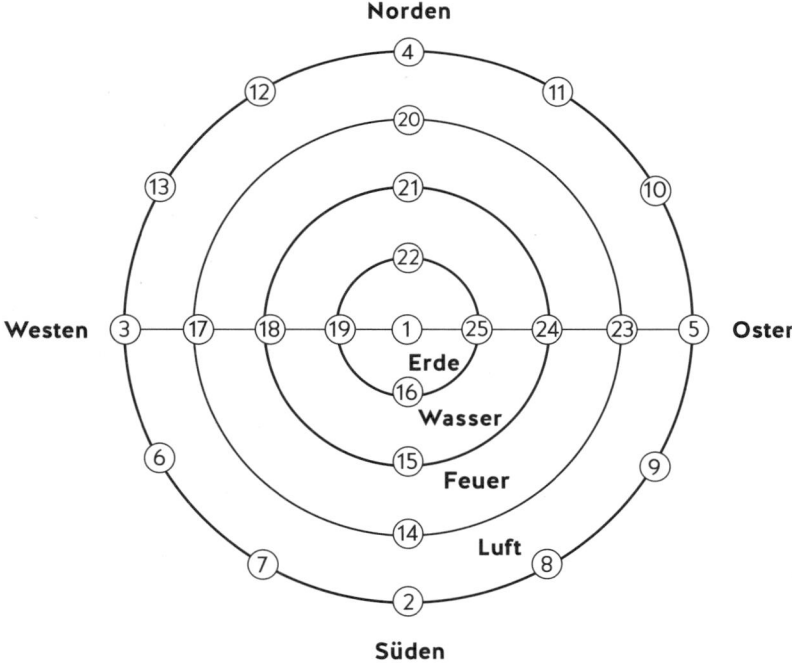

Das Legesystem des schamanischen Medizinrads

DIE DIAGNOSE-ARBEIT MIT DEM MEDIZINRAD

Überlege dir vor der Reise genau, was du dir von der Arbeit mit dem Medizinrad erhoffst. Deine Frage sollte dir völlig klar sein: Du bittest um einen deutlichen Hinweis, welche innerseelischen Bereiche und welche Persönlichkeitsanteile blockiert sind und zur Entstehung deiner Krankheit geführt haben.

Lege dir zwei Steine bereit, die du mit ins Medizinrad nimmst, und halte außerdem Zettel und Stift parat, damit du nach der Arbeit alles aufschreiben kannst, was dir wichtig ist.

Sorge dafür, dass du für die Dauer der Arbeit mit dem Medizinrad ungestört bist. Zünde eine Kerze an und räuchere mit einer Räuchermischung, die du als angenehm empfindest und die zu deinem Thema passt.

Richte deine Aufmerksamkeit nun auf deine Atmung und atme tief ein und aus. Wenn es dich entspannt, lass Meditationsmusik im Hintergrund laufen oder den Klang einer schamanischen Trommel, der dir dabei hilft, in den Zustand einer leichten Trance zu gelangen.

Dann öffne den Heiligen Raum (S. 102 f.) und bitte danach den Brennnesseldeva um Unterstützung und Schutz für deine Arbeit (S. 104).

1. **Schritt:** Im ersten Schritt geht es um den inneren Kreis des Medizinrades. Stelle dich vor dein Medizinrad und atme ein paar Mal mit geschlossenen Augen tief ein und aus. Dann stelle dir innerlich die Frage: »Wo finde ich den Platz im Medizinrad, der mir Auskunft über die innerseelischen Hauptursachen meiner Krankheit gibt?« Verbinde dich mit deiner Intuition und deinem Herz und spüre in dich hinein, wohin es dich im Medizinrad zieht. Gehe genau zu diesem Ort hin. Vielleicht musst du zunächst etwas herumwandern, um ein Gefühl für diese Arbeit zu bekommen. Wichtig ist, dass du dich nicht von

deinem Ego und deinem Verstand ablenken lässt, die dir wahrscheinlich einreden wollen, dass das doch Unsinn ist, was du da machst. Gehe einfach auf den Platz, zu dem es dich hinzieht. Bleibe dort zunächst stehen und vergewissere dich, wo genau du stehst. Dieser Ort gibt dir Auskunft darüber, womit die Krankheitsursache zu tun hat: deiner Vergangenheit, deinen Zukunftsängsten, deiner Herkunftsfamilie oder deiner Lebensaufgabe. Je nachdem, in welchem inneren Kreis du stehst, erfährst du auch, welches Element hauptsächlich betroffen ist, und damit auch, welcher Urpol (Feuer und Luft: männlich, Wasser und Erde: weiblich). Lege hier einen Stein ab, um die Stelle zu markieren.

2. **Schritt:** Im zweiten Schritt geht es um den äußeren Kreis des Medizinrades, also um den hauptsächlich betroffenen Persönlichkeitsbereich. Atme wieder ein paar Mal mit geschlossenen Augen tief ein und aus, und dann stelle dir innerlich die Frage: »Wo finde ich den Platz im äußeren Kreis des Medizinrades, der mir Auskunft über den Persönlichkeitsbereich gibt, der am meisten mit meiner Krankheit zu tun hat?« Verbinde dich mit deiner Intuition und deinem Herz, gehe in den äußeren Kreis und spüre, wohin es dich dort zieht. Gehe zu der Stelle hin, bleibe dort stehen und vergewissere dich, wo genau du stehst. Dieser Ort gibt dir Auskunft darüber, welcher Persönlichkeitsbereich betroffen ist. Lege hier einen Stein ab und markiere so die betroffene Stelle.

3. **Schritt:** Verlasse dein Medizinrad und notiere dir die Stellen, an denen du deine Steine abgelegt hast. Durch diese Arbeit weißt du nun, in welchen Bereichen deines Lebens du ansetzen kannst, um einen Weg der Heilung zu gehen.

Achtung: Falls du noch nie mit Aufstellungen gearbeitet hast, kann es passieren, dass du damit zu Beginn Probleme hast. Vielleicht tauchen keine klaren Gefühle in dir auf oder du schweifst ab. Eventuell kannst du dich nicht entspannen und das Tor zu deiner Intuition nicht richtig öffnen. Vielleicht bekommst du zunächst auch nicht die erhofften Informationen. Das alles ist kein Grund, um aufzugeben. Überlege dir, wie du dich besser entspannen kannst, und wiederhole die Arbeit immer wieder. Erst wenn du nach mehrmaligen Versuchen überhaupt keinen Erfolg hast, rate ich dir, zu einem erfahrenen Schamanen zu gehen und mit ihm gemeinsam zu klären, was dich daran hindert, mit deiner Seele in Kontakt zu treten.

Falls Ängste auftauchen

Wenn du den Heiligen Raum wie beschrieben geöffnet und den Brennnesseldeva um Schutz gebeten hast, ist die Arbeit mit dem Medizinrad völlig ungefährlich. Trotzdem kann es passieren, dass es dir Angst macht, wenn du den Ursachen deiner Krankheit auf dieser Ebene begegnest. Atme dann ein paar Mal tief ein und aus, verbinde dich mit deinem Herz und mit der Liebe zu dir selbst, bitte den Brennnesseldeva um zusätzlichen Schutz, und bleibe fokussiert bei deiner Absicht. Falls die Ängste nicht verschwinden, beende deine Arbeit und verlasse dein Medizinrad. Atme dann ein paar Mal tief ein und aus, und stelle dir bei jeder Ausatmung vor, wie alles, was dich gerade ängstigt und verunsichert, in die Erde fließt und dort von der Heilkraft, Weisheit und Liebe von Mutter Erde transformiert wird, sodass es weder dich noch ein anderes Wesen weiter beeinflussen kann.

Im Medizinrad hast du auch die Möglichkeit, einen innerseelischen Heilimpuls zu setzen. Wenn du das tun willst, dann lasse dein Medizinrad und die Steine liegen, bis du weiter mit dem Medizinrad arbeitest. (Mehr dazu auf S. 184 f.).

Symptom- und Krankheitsbilder

Es gibt tausend Krankheiten, aber nur eine Gesundheit.
CARL LUDWIG BÖRNE, 1786–1837 DEUTSCHER JOURNALIST,
LITERATUR- UND THEATERKRITIKER

HÄUFIG AUFTRETENDE SYMPTOME

Jede Krankheit geht mit bestimmten, mehr oder weniger spezifischen Symptomen einher. Die Schulmedizin klassifiziert Krankheiten anhand dieser Symptome und schafft so ein Ordnungssystem, um darauf aufbauend Diagnosen stellen zu können. So weiß jeder, der die Fachterminologie kennt, um welche Krankheit es sich handelt, und daraus abgeleitet, wie diese zu behandeln ist.

In unserer schamanischen Krankheitsdeutung liefern uns die Symptome über die Symbolsprache wichtige Hinweise, welches Seelenthema dahintersteckt und angeschaut werden will. Über die Reise zum Wesen der Krankheit (S. 101 f.) und zum inneren Heiler (S. 181 f.) erfahren wir, welche Schritte wir auf Seelenebene und in unserem Leben zu gehen haben, damit wir wieder gesund werden können.

Im Folgenden betrachten wir zunächst einige allgemeine und häufig auftretende Symptome. Danach gehen wir auf die einzelnen Organsysteme und deren Grundthemen näher ein und schauen uns dazu jeweils ein oft vorkommendes Krankheitsbild beispielhaft genauer an. Abschließend werfen wir einen Blick auf Krankheiten, die keinem bestimmten Organsystem zuzuordnen sind.

Selbstverständlich gilt für jedes Symptom und jedes individuelle Krankheitsbild das bisher in diesem Buch Gesagte in vollem Umfang. Stelle dir also auch weiterhin bei der Deutung der Krankheiten die grundlegenden Fragen, die wir besprochen haben, und reise das Wesen der Krankheit mit der beiliegenden CD an, um im direkten Kontakt mit ihm die individuelle Botschaft zu erfahren, die die Krankheit für dich hat. Du kannst das Wesen auch fragen, ob es eine karmische Komponente gibt, die du beachten solltest, und welche alten, seelischen Verletzungen dem Geschehen zugrunde liegen und geheilt werden wollen. Gehe auch in das Medizinrad, um weitere Informationen zu erhalten. Nun aber zu den allgemeinen Symptomen, wie sie bei vielen Krankheiten auftreten.

ENTZÜNDUNGEN

Bei einer Entzündung handelt es sich um eine Reaktion auf einen inneren oder äußeren Reiz. Sie kann sowohl lokal als auch im ganzen Körper auftreten. Die Entzündung findet statt, um den als schädlich eingestuften Reiz zu beseitigen. Jede Entzündung ist damit eine Reaktion, die von unserem Immunsystem zum Zwecke des Schutzes und der Heilung hervorgerufen wird. Wir wollen hier nicht näher auf die genauen Abläufe eingehen, sondern nur kurz die unterschiedlichen Stadien von Entzündungen besprechen.

In der Medizin kennen wir fünf klassische lokale Entzündungszeichen: Rötung, Schwellung, Schmerz, Überwärmung und eine eingeschränkte Funktion. Je nach Schweregrad der Entzündung können sich auch allgemeine Reaktionen des Körpers einstellen wie Fieber, Nachtschweiß oder ein allgemeines Krankheitsgefühl.

Aus schamanischer Sicht ist jede Form von Entzündung im Körper ein Geschehen, das dem männlichen Pol zugeordnet ist.

Eine Entzündung ist eine kriegerische Energie. Nach der Lehre der vier Elemente ist die Hauptkomponente das Element Feuer. So wie in folgender Beschreibung läuft analog in unserem Körper eine klassische Entzündungsreaktion ab. Der Bezug zum Herrn im eigenen Haus

(S. 156 f.), zum männlichen, kriegerischen Pol und zur Feuerenergie wird hier klar ersichtlich:

*Die Wachposten des Königreiches melden feindliche Eindring-
linge an der Grenze. Sofort begeben sich die Krieger dorthin,
um das Land zu beschützen. Es kommt zu kriegerischen Ausei-
nandersetzungen. Diese dauern so lange an, bis die Feinde ver-
nichtet oder vertrieben sind. Während des Kampfes gibt es Ver-
luste auf beiden Seiten, es geht um Leben und Tod.*

Akute Entzündungen

Betrachten wir zunächst akute, also plötzlich auftretende Entzündungen. Für das tiefere Verständnis der Krankheitsbotschaft
ist es wichtig, welche Bereiche oder Organe im Körper betroffen sind. Es ist ein gewaltiger Unterschied, ob zum Beispiel das
Kniegelenk, das Auge oder die Bauchspeicheldrüse entzündet ist.
Wir sollten uns Gedanken über die Bedeutung der entsprechenden Organe machen und klären, wofür die betroffenen Bereiche
in unserem Körper symbolisch stehen und welche Bedeutung sie
für uns haben. Hierfür kann die Liste mit den entsprechenden
Organthemen (S. 92 ff.) hilfreich sein. Bei einer Augenentzün-
dung ist zum Beispiel naheliegend, dass das der Entzündung zugrunde liegende Thema etwas mit dem Sehen zu tun hat, und
zwar nicht nur mit dem Blick in die äußere Welt, sondern auch
mit der Innenschau.

Mit dem gesunden Menschenverstand lassen sich bestimmte
Grundthemen ganz einfach abklären. Wichtig ist, dass wir ehrlich zu uns selbst sind. Das fällt relativ leicht, wenn es um Symptome und Krankheiten geht, die uns nur vorübergehend einschränken, die wir aber nicht als (lebens-)bedrohlich empfinden,
ein Schnupfen (S. 125 f.) zum Beispiel. Eine Krebserkrankung
hingegen ist für die meisten von uns ein schwerer Einschnitt,
weil sie uns mit dem Tod konfrontiert.

Die chronische und die chronisch rezidivierende Entzündung

Bei einer chronischen, also andauernden Entzündung sind die Symptome meist weniger stark, dafür aber dauerhaft vorhanden. Hier signalisiert uns unser Körper, dass es nicht um aktuelle Themen geht, sondern dem Geschehen ein unerlöstes Grundthema oder ein unerlöster Dauerkonflikt zugrunde liegt, der auf der Seelenebene abgespeichert ist.

Haben wir wiederkehrende (rezidivierende) Entzündungen, deutet dies darauf hin, dass wir ein sehr tief liegendes Seelenthema haben, das sich in unser Bewusstsein drängen will. Hier wechseln die Konfliktphasen mit konfliktfreien Perioden ab. Dies ist die klassische Situation »ein Schritt nach vorne – zwei Schritte zurück«. Wir versuchen, eine Konfliktlösung herbeizuführen, fürchten uns aber vor den Konsequenzen und gehen lieber wieder zur Ausgangssituation zurück.

Die Entzündung als Spiegel

Jede Entzündung gibt uns also über den betroffenen Körperbereich als Spiegel einen Hinweis darauf, welches grundlegende Lebensthema betroffen ist. Wir können uns fragen, ob wir in der Zeit unmittelbar vor dem Auftreten der Entzündung zu viel Energie eingesetzt und uns deshalb überfordert haben oder ob wir zu wenig Feuerenergie aufgewendet haben und uns unser Körper mithilfe der Entzündung darauf hinweisen will, dass wir dort mehr Energie benötigen.

Entzündung und Fremdbesetzung

Die meisten akuten Entzündungen werden durch körperfremde Lebewesen (Bakterien, Viren, Pilze, Parasiten, S. 166) oder andere, meist von außen zugeführte Reize wie Chemikalien (Säuren, Laugen, organische Lösungsmittel), physikalische Reize

(Reibung, Druck, unterschiedliche Temperaturen), radioaktive Strahlung oder auch Prionen (bestimmte Eiweiße) verursacht. Grundsätzlich ist die Entzündung eine physiologisch sinnvolle Reaktion, also eine Heilreaktion. Die Frage ist aber, warum sie überhaupt entstanden ist. Aus schamanischer Sicht handelt es sich bei einer Entzündung um eine klare Fremdbesetzung. Hier geht es also um unsere Grenzen und unsere Abgrenzung.

SCHLÜSSELFRAGEN

◇ In welchem Lebensbereich unterdrückst du deine Wut und Aggression?

◇ Gibt es Lebensthemen und -bereiche, in denen du dich ohnmächtig fühlst?

◇ Welchen Konflikt willst du nicht wahrhaben?

◇ Hast du in bestimmten Lebensbereichen im Vorfeld der Entzündung zu viel Energie oder zu wenig eingesetzt?

◇ In welchen Lebensbereichen hast du dich nicht genügend abgegrenzt?

◇ Gibt es Lebensbereiche, in denen du dich verausgabt und zu viel Energie investiert hast?

Über die Beschäftigung mit dem Lebensbereich und dem Seelenthema können wir den Heilungsprozess unterstützen und damit körperlichen Reaktionen zukünftig die Grundlage entziehen.

SCHMERZEN

Schmerzen sind grundsätzlich ein Warnsignal des Körpers. Sie weisen uns darauf hin, dass etwas nicht stimmt. Sie zeigen uns Verletzungen oder Erkrankungen (zum Beispiel Zahnschmerzen, Blinddarmentzündung, Herzinfarkt) an und alarmieren uns, etwas zu tun oder zu unterlassen. Bei akuten Schmerzen sind die Ursachen auf der Körperebene häufig klar erkennbar, bei chronischen Schmerzen ist das nicht immer so.

Der Körper bildet bei lange andauernden Schmerzen ein sogenanntes Schmerzgedächtnis, wodurch der Schmerz dauerhaft aufrechterhalten wird. Schmerzen lösen in bestimmten Situationen einen Schutzreflex aus und verhindern so größere Verletzungen. Das erlebt jeder, der auf eine heiße Herdplatte fasst und die Hand aufgrund des ausgelösten Schmerzes reflexartig zurückzieht.

Bei chronischen Schmerzen liegen die Ursachen oft lange zurück und sind uns nicht bewusst.

Schmerzen haben vielfältigste Ursachen. Wehtun können praktisch alle Körperbereiche. Ausgangspunkt des Schmerzes ist unser Nervensystem, das uns über die aktivierten Schmerzrezeptoren auf den betroffenen Bereich hinweisen will. Hier ist also wieder wichtig, das betreffende Organ mit seinem Grundthema näher zu betrachten, sich zu fragen, woran einen der Schmerz hindert (am Gehen, am Greifen, am Kauen, am Sehen etc.) und daraus entsprechende Schlüsse zu ziehen. Der Schmerz weist auf eine Überforderung oder Verletzung hin und fordert uns auf, den betroffenen Bereich zu schonen.

Schmerzen wollen uns daran erinnern, dass wir einer schmerzhaften Begegnung oder Situation, einer schmerzhaften Veränderung oder einem schmerzhaften Seelenthema ausweichen. Akute Schmerzen weisen auf akute Themen hin, chronische Schmerzen zeigen uns tief liegende Themen auf, die wir schon länger nicht anschauen.

SCHLÜSSELFRAGEN

◇ In welchen Lebensbereichen hast du dich überfordert?

◇ Welche vergangenen traumatischen Situationen sind in dir nicht geheilt?

◇ Welches (Lebens-)Thema willst du dir nicht anschauen, weil es dich zu sehr schmerzt?

◇ Woran hindert dich der Schmerz?

ORGANISCHE VERÄNDERUNGEN

Viele schwere oder chronische Erkrankungen gehen mit organischen Veränderungen einher, die ab einem gewissen Stadium manchmal irreversibel sind. Das Grundthema der Symptome, die mit einer organischen Veränderung oder Degeneration einhergehen, ist bei Wachstumssymptomen (Polypen, Geschwulste, Geschwüre) der Hinweis, dass ein notwendiges Wachstum nicht stattfindet – auf der Seelenebene, in unserem Bewusstsein, in unserer Persönlichkeit oder auch in der materiellen Welt. Stellvertretend kommt es daher zu einem pathologischen Wachstum im Körper. Das kann so weit gehen, dass es zu einer Zerstörung von gesundem Gewebe kommt (Tumorwachstum) oder zu einer Streuung über den ganzen Körper (Sekundärtumore).

Bei Symptomen, bei denen der betroffene Bereich eher eingeschränkt oder zerstört wird (Arthrose, Gicht, zerstörtes Gewebe, Narbenbildung), zeigt sich der Hinweis auf die zerstörerische Kraft und Energie, die aufgrund des ungelösten Themas im Krankheitssymptom gebunden ist und uns auch auf der Seelenebene »zerfrisst« oder »verbiegt«.

Bei Symptomen des Abbaus (Osteoporose mit Knochen-dichteschwund, hirnorganische degenerative Erkrankungen) weist uns das entsprechende Symptom auf einen grundlegenden Mangel hin. Unsere Seele ist nicht in der Fülle (zu wenig Lebensfreude, Liebe, Lebenslust und Lebensmut).

SCHLÜSSELFRAGEN

◇ In welchen Lebensbereichen weigerst du dich, die notwendigen Entwicklungsschritte zu gehen?

◇ Was frisst dich innerlich auf?

◇ Wo verbiegst du dich zu sehr und bleibst dir selbst nicht treu?

◇ Was fehlt dir grundlegend?

◇ Wo bist du nicht in der Fülle, im Fluss des Lebens?

EINSCHRÄNKUNG IM ALLTAG UND IN DER NORMALEN LEISTUNGSFÄHIGKEIT

Praktisch jede Krankheit oder Verletzung geht ab einem gewissen Stadium mit einer Einschränkung in unserem gewohnten Alltag einher. Die Schnittwunde am Finger, die uns das Greifen erschwert, der allergische Schnupfen, der uns daran hindert, uns frei in der Natur zu bewegen, die Verstauchung des Knöchels, die uns in unserer Bewegungsfreiheit einschränkt, die Kopfschmerzen, die uns unserer Konzentrationsfähigkeit berauben und uns am klaren Denken hindern, die Krebserkrankung, die uns gedanklich mit Todesangst erfüllt, die Depression, die uns daran hindert, aktiv am Leben teilzunehmen, etc.

In einer Leistungsgesellschaft, in der jeder funktionieren soll, ist eine Krankheit auch eine Möglichkeit, um innezuhalten. Sie kann uns die Zeit und den Raum geben, um in uns zu gehen, unsere Themen zu klären, notwendige Erkenntnisse zu erlangen und Veränderungen vorzunehmen. Das kann allerdings nur geschehen, wenn wir diese Einschränkungen unseres Alltags auch annehmen und nicht sofort zur chemischen Keule in Form von Tabletten greifen, um weiter zu funktionieren.

Je nachdem, welche Symptome auftreten, welche Körperbereiche betroffen sind und woran uns die Symptome hindern, können wir hier Rückschlüsse ziehen, um was es geht. Die betroffenen Körperbereiche und die betroffenen Lebensbereiche zeigen uns das Thema an.

Geht es um den Bereich Arbeit, Freizeit, Beziehung, Familie, Sexualität, Eigenraum, selbstständiges Handeln, spirituelle Entwicklung? Wir können uns fragen, ob wir in den jeweiligen Lebensbereichen glücklich, authentisch und unserem Wesen gemäß agieren oder einen Weg gehen, der nicht der Absicht unserer Seele entspricht. Wir sind aufgefordert, ehrlich zu sein und die Zeit, die uns die Krankheit verschafft, neben der notwendigen Ruhe, Regeneration und Therapie sinnvoll zu nutzen.

SCHLÜSSELFRAGEN

◇ In welchen Lebensbereichen bist du durch die Symptome eingeschränkt?

◇ Fühlst du dich in dem entsprechenden Lebensbereich authentisch und glücklich?

◇ Woran hindern dich die Symptome?

◇ Welche Gefühle löst diese Einschränkung in dir aus?

PSYCHISCH-SEELISCHE SYMPTOME

Viele Krankheiten führen dazu, dass wir uns nicht nur körperlich schlecht fühlen, sondern dass uns auch psychisch-seelische Probleme beeinträchtigen. Gemeint sind hier keine eigenständigen psychischen Erkrankungen wie Depressionen oder Schizophrenie, sondern derartige Symptome als Begleiterscheinung anderer Krankheiten:

◇ die Angst, zu sterben.

◇ die Wut, nicht mehr dem gewohnten Leben nachgehen zu können.

◇ die Ohnmacht, nicht zu funktionieren, es »nicht im Griff zu haben« und auf die Hilfe anderer angewiesen zu sein.

◇ eine depressive Gemütslage aufgrund der Unfähigkeit, am Leben teilzunehmen.

Je nachdem, welche Gefühle unsere Symptome in uns auslösen, haben wir damit einen weiteren Hinweis auf das Thema, das uns über unsere Krankheit gezeigt werden soll. Meist werden genau die negativen Gefühle aktiviert und verstärkt, unter denen wir bereits leiden und die wir bisher nicht in positive, unterstützende Gefühle transformieren konnten.

SCHLÜSSELFRAGEN

◇ Welche Gefühle löst die Krankheit in dir aus?

◇ Wie gehst du damit um?

◇ Erkennst du darin ein Muster, wie du allgemein mit Herausforderungen und Einschränkungen im Leben umgehst?

KRANKHEITEN DER ORGANSYSTEME UND IHRE BOTSCHAFT

Jedes Organsystem hat einen oder mehrere klar definierte Aufgabenbereiche. Anhand ihrer Funktionen und deren krankheitsspezifischen Einschränkungen erhalten wir Hinweise, welche Seelenthemen nicht angeschaut oder erlöst wurden.

DAS ATMUNGSSYSTEM UND DIE ATEMWEGSERKRANKUNGEN

Das Atmungssystem sorgt für den notwendigen Gasaustausch im Körper. Grob vereinfacht gesagt, wird damit der Sauerstoff aufgenommen, den jede Zelle benötigt, und Kohlendioxid als Abfallstoff der Zellen ausgeschieden. Die Atmung wird dabei in eine äußere Atmung (Atemwege, Lunge und Bronchien) und eine innere Atmung (die Zellatmung) unterschieden.

Das Seelenthema der Atmung

Symbolisch finden wir hier die Aspekte Kontakt, Austausch und den Grundrhythmus des Lebens als Themen. Anders als bei der Haut, dem zweiten großen Kontaktorgan, bei dem wir normalerweise selbst bestimmen können, wie nahe wir jemanden an uns heranlassen, wie viel Berührung und Austausch wir wollen, unterliegen der Kontakt und Austausch über die Atmung nicht unserem freien Willen.

Wir können uns auch nicht aussuchen, mit wem oder was wir in Kontakt treten – die Luft, die wir atmen, atmet genauso unser Nachbar, unsere Familie, atmen die Tiere und Pflanzen um uns herum und natürlich auch alle, die wir nicht mögen. Hier zeigt sich deutlich das übergeordnete Seelenthema:

◇ Wir sind keine Einzelwesen, die sich komplett abschotten können.
◇ Der Kontakt zur Welt ist für uns, unser Wohlergehen und unsere Entwicklung notwendig.
◇ Sobald wir hierher auf die materielle Welt kommen, sind wir untrennbar mit dieser verbunden.

Die Auseinandersetzung mit der Welt

Unsere Entwicklung findet also immer in einer Auseinandersetzung mit der Welt statt. Innerseelisch ist es der Archetyp *Der Quell des Lebens* – er verbindet uns durch unsere Geburt mit unserer göttlichen Herkunft und schenkt uns das Urvertrauen in die Welt –, der sich über unsere Atmung in der materiellen Welt ausdrückt. Man könnte auch sagen, der Atem ist der göttliche Funke, der uns während unserer gesamten Inkarnation begleitet und an das Erdenleben bindet.

Unser Atemrhythmus und die Art, wie wir atmen, gibt an, wie wir mit diesem Thema umgehen. Je unrhythmischer und flacher wir atmen, desto mehr sind wir von der Urquelle getrennt und desto weniger vertrauen wir dem Leben. Stattdessen fürchten wir uns (un)bewusst davor und fühlen uns isoliert und getrennt. Wir versuchen krampfhaft, den Kontakt mit der Welt zu vermeiden oder so weit wie möglich einzuschränken. Je tiefer wir atmen, desto verbundener sind wir mit der Urquelle.

Die Atmung zwingt uns zum Kontakt mit der Welt, ob wir das wollen oder nicht.

SCHLÜSSELFRAGEN BEI
ATEMWEGSERKRANKUNGEN

◇ Vertraust du dem Leben?

◇ Fühlst du dich mit dem Leben, der Erde und dem
Universum verbunden?

◇ Atmest du tief ein und aus, nutzt du also dein ganzes
Atemvolumen?

◇ Hältst du in bestimmten Situationen die Luft an?

◇ Hast du einen Bezug zu deiner göttlichen Herkunft?

◇ Lebst du in Einklang mit den Grundrhythmen des
Lebens (S. 43 f.)?

Krankheitsbeispiel: Schnupfen

Dem normalen Schnupfen liegt meist eine Infektion mit Bakterien oder Viren zugrunde, in deren Folge wir eine Entzündungsreaktion erleben. Symbolisch gesprochen kann man sagen,
wir haben die Nase voll – entweder weil wir zu viel in uns he-
reingelassen haben oder weil wir zu viel nach außen gegeben
haben. In beiden Fällen haben wir uns überfordert und zu wenig
auf unsere Abgrenzung geachtet.

Beim chronischen Schnupfen ist das Thema der Abgrenzung für uns ein Dauerthema. Da wir das Seelenthema hinter
der dauerhaften Überforderung und mangelhaften Abgrenzung
nicht lösen können oder es verdrängt haben, zeigt uns das unser
Körper in Form des chronischen Schnupfens.

Dem allergischen Schnupfen liegt die überschießende Abwehr-
reaktion des eigenen Immunsystems zugrunde. Hier grenzen wir

uns so stark ab, dass unser Immunsystem völlig harmlose Stoffe als Feinde ansieht und erbittert bekämpft.

Hauptsächlich betroffener Archetyp: der innere Krieger
Betroffene Elemente: Feuer (die Entzündung), Luft (der beschränkte Atem), Wasser (das Nasensekret)
Primär betroffener Persönlichkeitsbereich: Stier (Eigenraum)

DIE GESCHLECHTSORGANE UND IHRE ERKRANKUNGEN

Die Geschlechtsorgane dienen primär der Fortpflanzung. Allerdings haben wir Menschen ein ganz besonderes Geschenk mit auf den Weg bekommen. Wir sind beim Sex nicht nur von unserer Stammhirnregion gesteuert, der es ausschließlich um die Arterhaltung geht, sondern wir können unsere Triebe mit unserer Fantasie, unseren Gedanken und Gefühlen und mit unserer Fähigkeit zu echter Liebe verknüpfen. Darin liegen unendlich viele Möglichkeiten, ganz individuell Lust zu empfinden und tiefe Befriedigung und Erfüllung zu erfahren. Wir sind eingeladen, alle Begrenzungen zu überwinden und in der Verschmelzung mit einem anderen Menschen die Ekstase zu erleben, in der wir heimkehren in die Grenzenlosigkeit des Universums.

Die Seelenthemen der Geschlechtsorgane

◇ Sexualität dient nicht nur der Fortpflanzung, sondern auch der individuellen Lust.

◇ Im Orgasmus überwinden wir die Polarität und erleben die Unendlichkeit.

◇ Wir erleben uns als Schöpferwesen, die in der Vereinigung neues Leben hervorbringen.

◇ Es geht um die Fähigkeit, sich fallen zu lassen, die Fähigkeit zur Hingabe und Ekstase.

Unsere Geschlechtsorgane und deren Erkrankungen zeigen uns, wie wir mit unseren innerseelischen Archetypen des inneren Mannes, der inneren Frau, der Liebenden und des inneren Kindes umgehen. Innerseelisch geht es bei der Verschmelzung des männlichen und weiblichen Pols in uns darum, dass unser inneres Kind permanent neu geboren und genährt wird.

Sex sollte keine langweilige Pflichterfüllung sein, sondern in die Welt der Ekstase führen.

Im realen Leben zeigt sich das in der Zeugung und dann im Umgang mit dem gezeugten Kind. Das kann stellvertretend auch eine Idee oder ein Projekt sein, die wir in die Welt bringen.

Sex soll und darf Spaß machen. Scham, Schuldgefühle, Tabus und falsche Moral stehen dem oft im Wege, und es gilt, diese zu erkennen, ihre Ursachen aufzuspüren und zu überwinden.

SCHLÜSSELFRAGEN BEI ERKRANKUNGEN DER GESCHLECHTSORGANE

◇ Lebst du deine Sexualität und erlebst du sexuelle Ekstase?

◇ Zeigst du dich beim Sex so, wie du bist?

◇ Wie gehst du mit deinen weiblichen und deinen männlichen Seiten um?

◇ Frauen: Lebst du deine Weiblichkeit so, wie es deiner Persönlichkeit entspricht?

◇ Männer: Lebst du deine Männlichkeit so, wie es deiner Persönlichkeit entspricht?

◇ Nährst du dein inneres Kind?

DAS HARNSYSTEM UND SEINE ERKRANKUNGEN

Das Harnsystem dient der Bildung und Ausscheidung des Urins. Das zentrale Organ des Harnsystems sind die Nieren, das »Klärwerk« des Körpers: Sie reinigen den Körper von wertlosen oder schädlichen Stoffen, indem sie das Blut filtern und Substanzen wie Harnstoff, Harnsäure, Salze oder Aminosäuren mit dem gebildeten Harn nach außen leiten. Weitere Funktionen der Nieren sind die Regulation des Blutdrucks, des Wasser- und Salz-Haushaltes sowie des Säure-Basen-Haushaltes.

Wie wichtig die Nierenfunktion ist, sehen wir an der gewaltigen Flüssigkeitsmenge, die durch sie hindurchfließt. Pro Tag fließt das gesamte Blut (etwa fünf bis sechs Liter) eines Menschen etwa 300-mal durch die Nieren. Insgesamt filtern sie täglich also etwa 1700 Liter Blut, wobei ungefähr 170 Liter Primärharn entstehen. Ein Großteil dieser Flüssigkeit wird wieder vom Körper aufgenommen, bevor der Urin – der Sekundärharn – übrig bleibt und ausgeschieden wird.

Als Spiegel zeigt uns das Harnsystem den Umgang mit unseren Gefühlen und damit mit dem Element Wasser. Gleichzeitig spiegelt es uns anhand der Rückgewinnung von nützlichen »guten« Stoffen und der Ausscheidung von schädlichen »bösen« Stoffen unseren Umgang mit unserer Fähigkeit, zwischen Gut und Böse zu unterscheiden.

Verbleiben schädliche Substanzen im Körper, entstehen entsprechenden Folgekrankheiten. Eine hierfür typische Krankheit ist die Gicht. Harnsäurekristalle lagern sich in den Gelenken ab, akut kommt es zu massiven Schmerzen und langfristig zu einer Zerstörung der Gelenke.

Kannst du für dich klar zwischen Gut und Böse – was tut dir gut und was nicht – unterscheiden?

Dies können wir wiederum als Spiegel für unseren Umgang mit unserer Seele betrachten. Vergiften wir uns innerseelisch und auf der Gefühlsebene mit negativen Mustern und Gefühlen, führt das zu einer massiven Beeinträchtigung unserer inneren Flexibilität, und wir verbiegen uns immer mehr.

Das Seelenthema ist hier der Umgang mit Emotionen. Die Unterscheidung in Gefühle, die uns guttun, und solche, die unsere Entwicklung hemmen.,

---

SCHLÜSSELFRAGEN BEI ERKRANKUNGEN DES HARNSYSTEMS

◇ Wie gehst du mit deinen Gefühlen um?

◇ Trägst du viele negative Gefühle in dir, und kannst du diese beeinflussen?

◇ Erkennst du die Ursachen (negative Gedanken, Seelenmuster), die deine negativen Gefühle hervorrufen?

◇ Welche negativen Gefühle lassen dich »erstarren«, tun dir weh und schränken dich ein?

◇ Was für einen Bezug hast du zum Element Wasser?

◇ Drückst du dich im Leben deinem Wesen gemäß aus, und kannst du deine Gefühle offen zeigen?

DIE HAUT UND HAUTERKRANKUNGEN

Über die Haut treten wir in direkten Kontakt mit unserer Umwelt. Durch Berührung erleben wir die Welt, und dies löst direkt und unmittelbar bewusste oder unbewusste Gefühle der Zuneigung und Bejahung oder Abneigung und Ablehnung in uns aus. Gleichzeitig ist die Haut unsere materielle Hülle, über die wir unsere Grenzen nach außen definieren. Über die Drüsen, Poren, Nervenzellen usw. dient die Haut wiederum dem Austausch. Durch sie gelangen Stoffe in uns hinein, und genauso gibt der Körper über die Haut Stoffe ab.

Im feinstofflichen Bereich umgibt unsere Haut die Aura, eine erweiterte Grenze, die wiederum den Kontakt zu anderen feinstofflichen Energiefeldern um uns herum ermöglicht. Die Funktion der Haut zeigt uns das mit ihr verbundene Thema: Es geht um Abgrenzung, um die Schaffung eines Eigenraumes, um Berühren und Berührenlassen.

Im Gegensatz zu den Atmungsorganen liegt der Schwerpunkt hier bei einem bewussten, willentlich zu beeinflussenden Eigenraum. Dieser zeigt sich wiederum als Spiegel in der Art und Weise, wie wir leben und wohnen.

Viele Paare und Eltern mit Kindern ignorieren den Umstand, dass sie einen Platz für sich allein brauchen. Dies ist ein überaus wichtiger Aspekt unseres Erdenlebens. In vielen Häusern und Wohnungen gibt es nur noch Zimmer, die von allen oder von den Eltern gemeinsam genutzt werden. Wir sollten uns bewusst machen, wie wichtig für unser Wohlbefinden der Wechsel zwischen Öffnung und Abgrenzung ist (S. 63 ff.). Ein eigener Raum, dessen Grenzen wir durchsetzen, ist kein Luxus, sondern eine Notwendigkeit für unser Wohlbefinden und unsere Gesundheit. Ihn für sich zu fordern hat mit Selbstliebe und Selbstwert zu tun, nicht mit Egoismus.

Unsere Wohnung ist sichtbarer Ausdruck unseres inneren Eigenraumes.

Hauterkrankungen zeigen uns anhand der betroffenen Körperareale und der jeweiligen Symptomatik die tiefer liegende Problematik an. Symptome der Haut können eigenständige Krankheitsbilder sein, die uns direkt auf die Seelenthemen der Haut hinweisen, oder sie sind Begleiterscheinungen von anderen Krankheiten. Hier drückt sich dann ein anderes Seelenthema über die Haut aus.

Die Ursachen für Hauterkrankungen sind vielfältig. So können Infektionen, Allergien, Erbkrankheiten oder psychische Belastungen zu Hauterkrankungen führen. Nicht zu unterschätzen sind die übermäßige oder falsche Pflege, Umwelteinflüsse sowie der Kontakt mit Chemikalien oder anderen hautschädigenden Substanzen. Unsere gängigen Pflegemittel und Waschsubstanzen enthalten teilweise eine Vielzahl an Substanzen, die unserer Haut schaden. Hier haben wir es wiederum selbst in der Hand, unsere Haut zu pflegen und ihr nur Stoffe zuzuführen, die unserer Natur entsprechen und uns guttun.

Wenn wir selbst unsere äußere Hülle und unsere äußere Grenze schädigen, dann brauchen wir uns nicht zu wundern, wenn das als Spiegel von außen ebenfalls passiert, unsere Grenzen angegriffen werden und unser Eigenraum nicht akzeptiert wird.

Die am häufigsten auftretenden Hautsymptome sind Quaddeln, Flecken, Schuppen, Risse, Ekzeme, Rötungen, Knötchen oder Geschwulste. Erkrankungen von Haaren und Nägeln wie zum Beispiel Haarausfall oder Nagelpilz zählen ebenfalls zu den Hauterkrankungen.

SCHLÜSSELFRAGEN BEI HAUTERKRANKUNGEN

◇ Kannst du dich deinem Wesen gemäß abgrenzen?

◇ Hast du einen Eigenraum, der dir entspricht und der von anderen respektiert wird?

◇ Kannst du gut allein mit dir sein?

◇ Lässt du dich vom Leben berühren, und kannst du die Berührung genießen?

◇ Berührst du selbst das Leben?

Beispiel: Kleine Wunden und Hautverletzungen

Bei einer Verletzung der Haut wird unsere äußere Schutzbarriere verletzt.

Selbst verursachte Verletzung: Wir achten zu wenig auf unsere Schutzhülle.

Fremd verschuldete Verletzung: Jemand oder etwas kommt uns zu nahe und übertritt unsere Grenze.

Hauptsächlich betroffener Archetyp: der innere Krieger
Betroffene Elemente: Wasser (das fließende Blut), Erde (die verletzte Haut)
Primär betroffener Persönlichkeitsbereich: Stier (Eigenraum)

DAS HERZ-KREISLAUF-SYSTEM UND SEINE ERKRANKUNGEN

Das Herz-Kreislauf-System besteht aus dem Herz und den Blutgefäßen. Das Herz, ein muskuläres Hohlorgan, ist das Zentralorgan des Herz-Kreislauf-Systems. Es fungiert als Pumpe für den Körper- und den Lungenkreislauf und sorgt so für einen reibungslosen Blutfluss im gesamten Körper. Dies ist notwendig, damit

◇ alle Zellen immer mit genügend Nährstoffen und Sauerstoff versorgt werden,

◇ Schadstoffe, Abbauprodukte und Kohlendioxid abtransportiert werden,

◇ Botenstoffe für den notwendigen Informationsaustausch im Körper sorgen,

◇ die Zellen der Immunabwehr schnell zu verletzten Stellen transportiert werden,

◇ die Thermoregulation des Körpers funktioniert.

Das Seelenthema des Herz-Kreislauf-Systems

Der Blutkreislauf entspricht innerseelisch der Fähigkeit, sich mit seinem Wesen, seinen Lebensthemen und mit seinen Bedürfnissen zu verbinden und diese zu nähren. Gleichzeitig geht es darum, für eine gute Seelenhygiene zu sorgen und alles, was sich überlebt hat, in Frieden gehen zu lassen und aus unserem System zu verabschieden. Das Thema ist also die Fähigkeit, den Kreislauf des Lebens mit allen Facetten zu erfassen und sich dafür zu öffnen, und außerdem die Erkenntnis, dass wir in einem Kreislauf des Werdens und Vergehens eingebunden sind und es dafür keinen Anfang und kein Ende gibt. In der Liebe erkennen wir uns selbst als unsterbliche Schöpferwesen, die diesen Kreislauf permanent mitgestalten.

Wir alle sind immer wieder aufgefordert, die Stimme unseres Herzens nicht zu ignorieren, sondern ihr zu folgen.

Symbolisch ist das Herz der Ort, der uns mit dem Heiligen Raum, der Unendlichkeit und der Liebe verbindet und der unseren Herzenskrieger beheimatet.

Der innerseelische Archetyp *Der Herzenskrieger* schürt das Feuer in unserem Herzen. Er begleitet uns, damit wir unsere Lebensaufgabe finden und unsere tiefsten Herzenswünsche konsequent leben. Der Herzenskrieger hilft uns auch, uns selbst in unserer Einzigartigkeit anzunehmen und zu lieben. Wir sind aufgefordert, nicht nur zu träumen, sondern mit unserem ganzen Herzblut unser Leben anzupacken und es so zu gestalten, dass wir zufrieden, glücklich und voller Elan unsere Lebensaufgabe leben.

BEISPIEL: DER HERZENSKRIEGER UND DER INNERE SCHMIED

Hubert hatte in der Liebe einige schwere Enttäuschungen erlebt. Da er nicht erkannte, dass er selbst etwas verändern musste, um endlich eine glückliche Beziehung führen zu können, gab er sei-

nen Ex-Partnerinnen die Schuld an seinem Unglück. Huberts Herz war nun nach außen verschlossen, es wohnten Angst, Enttäuschung, Wut und Ablehnung darin. Der Herzenskrieger wartete schon seit Jahren, dass er gerufen würde, um seine Aufgabe – Begleiter bei der Visionssuche, der Umsetzung der Lebensaufgabe und beim Leben der Liebe zu diesem Leben – erfüllen zu können. Er versuchte immer wieder, auf sich aufmerksam zu machen, um Hubert daran zu erinnern, dass er das Wesentliche in seinem Leben bisher nicht erkannt hatte. So verursachte er Hubert Herzrhythmusstörungen und Herzschmerzen. Doch statt sich dieser Botschaft zu öffnen, verschloss Hubert sein Herz noch mehr. Der innere Schmied betrachtete gleichzeitig mit Sorge die dunklen und überlebten Beziehungslinien zu Huberts Ex-Freundinnen, die Huberts Herz immer schwerer belasteten, die aber aufgrund der Schuldzuweisungen und des fehlenden Verzeihens nicht trennbar waren.

Dieses Fallbeispiel verdeutlicht den direkten Bezug des Herzens zu den innerseelischen Archetypen des *Herzenskriegers* und des *inneren Schmiedes*.

DAS HORMONSYSTEM UND SEINE KRANKHEITSBILDER

Das Hormonsystem reguliert die Entwicklung und die Mobilisierung von Abwehrkräften, die Aufrechterhaltung des Elektrolyt-, Wasser- und Nährstoffgleichgewichts im Blut, den Zellstoffwechsel und die Energiebalance. Es regelt durch die vermehrte oder verminderte Ausschüttung von Hormonen die Leistungsfähigkeit unserer Organsysteme, damit wir auf die ständig wechselnden Anforderungen der Außenwelt adäquat reagieren können. Geraten wir in eine Gefahrensituation, dann werden

Stresshormone ausgeschüttet, die es uns ermöglichen, unsere gesamte Energie zu bündeln, um angemessen zu reagieren. Das funktioniert aber nur, solange dieses System intakt ist.

Die meisten Prozesse im Körper sind für den reibungslosen Ablauf auf bestimmte, möglichst stabile Verhältnisse innerhalb sehr enger Grenzen angewiesen. Das Hormonsystem (sowie auch die anderen Informationssysteme) bietet dem Körper die Möglichkeit, seine Funktionen innerhalb dieser Grenzen konstant zu halten und Veränderungen sofort auszugleichen. Man spricht in diesem Zusammenhang von der sogenannten »Homöostase«, die lebenswichtig ist.

SCHLÜSSELFRAGEN BEI HERZERKRANKUNGEN

◇ Fühlst du dich verbunden mit deinem Herzen?

◇ Fühlst du dich verbunden mit der Welt um dich herum?

◇ Öffnest du dich der Welt mutig und in Liebe?

◇ Bist du gut verbunden mit den Kreisläufen des Lebens?

◇ Hegst und pflegst du deine Beziehungen, deinen Lebensraum, deinen Körper, deine Bedürfnisse?

◇ Wie geht es dir mit der Selbstliebe, der Nächstenliebe und der universellen Liebe zu allem, was ist?

◇ Hältst du immer noch an alten, längst überkommenen Beziehungen und Freundschaften fest?

◇ Kennst du in dir den Heiligen Raum, also den Ort, an dem du jenseits von Raum und Zeit lebst?

Die Hormondrüsen geben ihre Produkte, also die Hormone, in den sie umgebenden Zwischenzellraum ab, der von einem Kapillarnetz, den kleinsten Blutgefäßen, durchzogen ist. Die Hormone diffundieren dort und werden über den Blutstrom schnell im gesamten Körper verteilt. So erreichen sie ihre Zielzellen – also alle Zellen, die durch geeignete Rezeptoren in der Lage sind, die Botschaft des jeweiligen Hormons zu verstehen. Außer den Hormondrüsen können auch verschiedene Gewebe Hormone bilden. Deshalb unterscheidet man je nach ihrem Bildungsort die Drüsenhormone und die Gewebshormone. In Herz, Niere, Leber, Thymus, Gehirn und im Magen-Darm-Trakt finden wir ebenfalls hormonbildende Zellen.

Krankheiten des Hormonsystems weisen uns immer auf eine Störung dieses inneren Gleichgewichts hin.

Das innere Gleichgewicht

Anhand der Funktionsweise des Hormonsystems leitet sich das ihm zugehörige Seelenthema ab: Es geht um unser inneres Gleichgewicht. Ist dies gestört, führt das zu Symptomen und Krankheiten. Auf Seelenebene und in unserem Gefühlsleben brauchen wir ein konstantes, ausgeglichenes Feld des inneren Friedens, um wachsen und gedeihen zu können. Gleichzeitig brauchen wir Flexibilität, um kurzfristig auf das Leben und dessen Herausforderungen reagieren zu können. Dazu müssen alle inneren Instanzen, die Archetypen der Seele, die vier Elemente, die Dualität, die Persönlichkeitsanteile usw. in einem ständigen Austausch miteinander stehen und sich aufeinander abstimmen. Sind hier Teile blockiert oder geschwächt, sind wir zumindest in den betroffenen Lebensbereichen nicht im Gleichgewicht. Falls notwendige Verbindungen unterbrochen werden, kann keine sinnvolle innerseelische Kommunikation stattfinden. Die entstehende innerseelische und energetische Spannung fordert uns auf, die an uns herangetragene Herausforderung zu meistern und dann mit den daraus gewonnenen Erkenntnissen wieder zur inneren Ausgeglichenheit zurückzukehren.

Je nach betroffenen Hormondrüsen und Hormonen können wir auf die damit in Verbindung stehenden Themen schließen.

SCHLÜSSELFRAGEN BEI ERKRANKUNGEN DES HORMONSYSTEMS

◇ Gibt es Bereiche in deinem Leben, in denen du unausgeglichen oder unter Dauerspannung bist?

◇ Auf welches Lebensthema wollen dich das bestehende innere Ungleichgewicht und die innere Spannung aufmerksam machen?

◇ Was fehlt dir, um ausgeglichen zu sein?

◇ Wo spürst du Überenergie, was musst du abgeben oder herunterfahren, um ausgeglichen zu sein?

◇ Kannst du flexibel auf die Herausforderungen des Lebens reagieren?

DAS IMMUNSYSTEM UND SEINE ERKRANKUNGEN

Unser Immunsystem ist für den Erhalt unserer Gesundheit zuständig. Es dient der Abwehr von Krankheitserregern wie Viren, Bakterien und Parasiten und zerstört entartete Zellen. Es durchzieht den Körper wie ein großes Netz und setzt sich aus verschiedenen, eng zusammenarbeitenden Teilen und Strukturen zusammen, die entweder unspezifisch oder auch ganz gezielt Erreger im Körper angreifen und vernichten.

Entscheidend für das reibungslose Funktionieren des Immunsystems ist seine Fähigkeit, zwischen eigenen und fremden Strukturen zu unterscheiden und zu erkennen, was wir zum Leben brauchen, was uns guttut und was uns schadet (Krankheitserreger, Giftstoffe usw.). Könnte unser Immunsystem das nicht, würden auch körpereigene Strukturen angegriffen und zerstört, so wie dies bei Autoimmunerkrankungen passiert, oder harmlose Stoffe würden als gefährlich angesehen und bekämpft, so wie es bei Allergien geschieht. Wichtig ist, dass unser Immunsystem schnell auf das Eindringen oder die Ausbreitung von Erregern reagieren kann. Ist es zu träge oder zu schwach, werden wir krank.

Eine gesunde Lebensweise und eine gesunde Ernährung stärken das Immunsystem.

Das Seelenthema des Immunsystems

Um was es auf der Seelenebene beim Immunsystem geht, ist klar: um unsere Seelengesundheit, um deren Erhalt oder deren Wiederherstellung, falls die Seele Belastungen, Traumata, Schocks, Fremdenergien usw. ausgesetzt war. Hier ist im besonderen Maße der Archetyp des inneren Heilers angesprochen. So wie auf der körperlichen Ebene ein starkes Immunsystem für unsere physische Gesundheit sorgt, so sorgt unsere innerseelische Heilkraft für unsere Seelengesundheit. Dies wiederum ist die Voraussetzung, um auch auf allen anderen Ebenen unseres Seins gesund zu bleiben.

Verbunden mit der innerseelischen Heilkraft ist die Fähigkeit, sich gegen krank machende seelische Einflüsse abzugrenzen. Hier arbeitet der innere Krieger eng mit dem inneren Heiler zusammen. Gleichzeitig spielen hier im besonderen Maße alle eingangs besprochenen Seelenthemen eine Rolle. Erst das intelligente Zusammenwirken aller Faktoren, die zur Seelengesundheit beitragen, führt zu einer starken inneren Heilkraft.

SCHLÜSSELFRAGEN BEI ERKRANKUNGEN DES IMMUNSYSTEMS

◇ Bist du seelisch so stark, dass dich Belastungen nicht gleich umhauen? Oder ist deine Seele geschwächt, sodass dich bereits Kleinigkeiten aus deiner Mitte reißen?

◇ Funktioniert dein Immunsystem und verhindert, dass du schnell krank wirst?

◇ Lebst du gesund, ausgeglichen und in Harmonie mit dir und der Welt?

◇ Lebst du wie ein Erdenhüter?

◇ Kannst du klar unterscheiden zwischen deinen eigenen und fremden Seelenthemen?

◇ Kämpfst du gegen deine eigenen Seelenthemen an (was analog einer Autoimmunerkrankung entspricht)?

◇ Neigst du dazu, zu aggressiv und kämpferisch zu agieren, oder lässt du dir eher zu viel gefallen?

DAS LYMPHSYSTEM UND SEINE ERKRANKUNGEN

Das Lymphsystem ist Teil unseres Immunsystems, es bildet und trainiert unsere Abwehrzellen und fungiert gleichzeitig als »Kläranlage« des Körpers. So wie die Nieren als Klärwerk des Blutes arbeiten, so arbeitet das Lymphsystem als Klärwerk und als Müllabfuhr des Gewebes. Es setzt sich zusammen aus den

Lymphgefäßen, aus Lymphorganen (Thymus, Knochenmark, Milz, Lymphfollikel, Lymphknoten, Wurmfortsatz des Blinddarms) und der Lymphflüssigkeit.

Ist das Lymphsystem geschwächt, wird der Körper mit Giften, Schlacken, Bakterien und entarteten Zellen überschwemmt, wodurch es in der Folge zu einer Vielzahl von Krankheiten kommen kann. Stelle dir bildlich vor, die Müllabfuhr würde den Müll aus unseren Häusern (den Zellen) nicht restlos mitnehmen, sondern es bliebe immer die Hälfte in den Tonnen zurück. Sehr schnell würde sich unser Abfall auf den Straßen sammeln, es würde stinken und gammeln, und über kurz oder lang wären unsere Städte unbewohnbar. Der Nährboden für vielerlei Krankheiten wäre da, und diese würden sich schnell ausbreiten. Genauso ist es im Prinzip mit unserem Lymphsystem.

Das Seelenthema des Lymphsystems

Aus den Aufgaben der Organe im Körper ergeben sich deren Seelenthemen. In diesem Fall geht es darum, wie wir mit unserem selbst produzierten »Seelenmüll« umgehen.

Je nachdem, wie wir uns mit dem Leben und mit unseren Seelenthemen auseinandersetzen, fühlen wir uns wohl, gestärkt, beflügelt, geschwächt oder traurig. Grundsätzlich kommen wir nicht umhin, uns mit unserer Seele und ihren Anliegen zu beschäftigen, ob wir das wollen oder nicht. Jede innere Auseinandersetzung, jede Entscheidung, jede Erkenntnis erfordert ein Abwägen, Sortieren und Aussortieren: Was brauchen wir, was verwerten wir, was bleibt als innerseelischer Abfall solcher Prozesse übrig? Diesen Abfall gilt es aus unserem System zu entfernen.

Erkrankungen des Lymphsystems deuten darauf hin, dass wir den »Seelenmüll« in uns nicht bearbeiten.

Innerseelisch ist es der Archetyp Der Übergang ins Licht, der nicht nur den Seelen nach dem Tod das Tor in die geistige Heimat öffnet, sondern auch alles, was in unseren Transformationsprozessen als Abfall übrig bleibt, aussondert und aus unserer Seele entfernt. Im Energiesystem sind es die Chakren, die für den Abtransport nach draußen zuständig sind.

SCHLÜSSELFRAGEN BEI ERKRANKUNGEN DES LYMPHSYSTEMS

◇ Wie gehst du mit den Abfällen um, die du produzierst, Abfälle sowohl auf materieller als auch auf geistig-seelischer Ebene?

◇ Hast du ein funktionierendes System, um dich von krank machenden Mustern und seelischem Ballast zu befreien?

◇ Betreibst du regelmäßig Seelenhygiene, indem du dein Energiesystem reinigst, pflegst und aktivierst?

◇ Überprüfst du in regelmäßigen Abständen, welcher »Seelenmüll« sich in dir angesammelt hat, und machst entsprechende Loslass-, Reinigungs- oder Heilungsrituale?

◇ Kümmerst du dich um deine innere Abwehr, also um den innerseelischen Archetypen des inneren Kriegers?

◇ Sorgst du dafür, dass deine innere Heilkraft – der innere Heiler – seine Aufgabe optimal erfüllen kann?

◇ Kannst du alte, überlebte Themen loslassen, oder hältst du verbissen daran fest?

Kommt es zu Schwächen in diesen Systemen und in der Folge zu körperlichen Symptomen, ist dies eine Aufforderung unserer Seele, die notwendigen Reinigungs- und Stärkungsmaßnahmen durchzuführen. Der Aspekt der Bildung und des Trainings von Abwehrzellen spiegelt uns als Seelenthema,

Meist ist uns in der westlichen Kultur nicht bewusst, dass wir eine Seelen- und Energiehygiene brauchen.

dass wir uns regelmäßig und kontinuierlich um unsere eigene Abwehr vor Fremdenergien und krank machenden Themen bemühen müssen. Da diese Themen ständig wechseln und wir uns in einem sinnlosen Dauerkampf erschöpfen würden, ist die Pflege unserer innerseelischen Abgrenzung und unserer inneren Heilkraft unabdingbar.

DAS NERVENSYSTEM UND SEINE ERKRANKUNGEN

Das Nervensystem umfasst alle Nervenzellen unseres Körpers. Es dient der Anpassung des Organismus an die wechselnden Bedingungen der Außenwelt und des Körperinneren. Alle körperlichen Organe und Strukturen sind vom Nervensystem als Kommunikations- und Steuerungsorgan innerviert.

Unser Nervensystem ist die große Steuerzentrale im Körper. Es kommuniziert mit der Umwelt und steuert gleichzeitig vielfältige Mechanismen im Inneren.

Das Nervensystem nimmt Sinnesreize auf, verarbeitet sie und löst Reaktionen wie Muskelbewegungen oder Schmerzempfindungen aus.

Das Nervensystem lässt sich unterteilen in das zentrale und in das periphere Nervensystem. Das zentrale Nervensystem besteht aus dem Gehirn und dem Rückenmark. Zum peripheren Nervensystem zählen alle übrigen Nervenbahnen im Körper. Das Grundthema des peripheren Nervensystems ist die Reizweiterleitung aus der Körperperipherie an das zentrale Nervensystem und von dort wieder in die Körperperipherie. Das Grundthema des zentralen Nervensystems ist die Reizverarbeitung – sowohl zur Beurteilung und Verarbeitung der Reize als auch für eine adäquate Antwort darauf.

Das Nervensystem steuert die willentlich beeinflussbaren Körperbereiche (beispielsweise die Muskulatur des Bewegungsapparates) ebenso wie die nicht willentlich beeinflussbaren, autonom arbeitenden Bereiche (etwa die Verdauung und andere Stoffwechselprozesse). Die Reizleitung ist elektrisch und chemisch. Ist eine Verbindung (elektrisch) gestört, kommt es zu einer Leitungsstörung. Ist eine Umschaltstelle zwischen zwei Nervenzellen oder einem Organ und einer Nervenzelle gestört (chemisch), kommt es zu einer falschen Reaktionsbildung, bzw. die Wahrnehmung wird verzerrt an die Nervenzelle weitergegeben.

Das Seelenthema des Nervensystems

Beim Nervensystem geht es grundsätzlich darum, eine sinnvolle innere Ordnung herzustellen, die dem eigenen Wesen entspricht. Das Leben stellt uns mit jeder Herausforderung, mit jeder Begegnung, mit jedem Ereignis und mit allem, womit wir in Resonanz gehen, eine Frage, und wir sind aufgefordert, Antworten zu finden, die unserem Überleben, unserem inneren Seelenwesen und dem Leben dienen. Davon hängt ab, ob wir uns wohlfühlen, gesund bleiben, leistungsfähig sind usw.

Gleichzeitig sind wir zur Reflexion unseres Lebens und Verhaltens aufgefordert. Dazu ist wiederum das rechte Maß von Bedeutung. Zu viel oder zu wenig Sonne, zu viel oder zu wenig Bewegung, schädliche oder förderliche Verhaltensmuster, zu viel oder zu wenig Gedanken usw. können das System aus dem Gleichgewicht bringen.

SCHLÜSSELFRAGEN BEI ERKRANKUNGEN DES NERVENSYSTEMS

◇ Reagierst du auf äußere und innere Reize und lässt dich berühren oder bist du abgestumpft?

◇ Bist du oft überreizt und nervös oder eher empfindungslos?

◇ Findest du sinnvolle Antworten auf die Herausforderungen des Lebens?

◇ Erkennst du die Seelenthemen, die sich zeigen, und setzt du dich aktiv damit auseinander?

◇ Funktioniert die Kommunikation zwischen deiner Seele, den Archetypen und den verschiedenen Ebenen der Realität?

◇ Bist du im Frieden mit den Erinnerungen an dein bisheriges Leben?

◇ Kannst du deine Lebenserfahrungen in förderliche Glaubenssätze und Handlungsmuster umsetzen?

◇ Was willst du unbedingt vergessen, ohne das Seelenthema anzuschauen?

DIE SINNESORGANE UND DEREN ERKRANKUNGEN

Unsere Sinnesorgane haben spezielle Rezeptoren, um Reize aus der Umwelt und aus dem Körper aufzunehmen. Die Reize werden in elektrische Impulse umgewandelt und über das periphere zum zentralen Nervensystem geleitet, wo sie weiterverarbeitet werden. Unsere fünf Sinnesorgane sind:

◇ die Augen – Sehen
◇ die Ohren – Hören und Gleichgewichtswahrnehmung
◇ die Nase – Riechen
◇ die Zunge – Schmecken
◇ die Haut – Temperaturwahrnehmung, mechanische Reiz-wahrnehmung

Die Aufgabe der Sinnesorgane ist also die Wahrnehmung und Weiterleitung von Reizen. Sie »sammeln« alle verfügbaren Informationen aus unserer Umwelt. Ohne unsere Sinne könnten wir nicht situationsgerecht mit unserer Umwelt kommunizieren. Wie die Wahrnehmung unserer Umwelt in unser Bewusstsein gelangt, unterliegt dabei individuell ausgeprägten Filtern im Gehirn. Keiner sieht oder hört genau das Gleiche wie ein anderer. Unsere innerseelische Konstitution und unsere Lebenserfahrung beeinflussen, was in unser Bewusstsein vordringt und was nicht. Gäbe es diese Filter nicht, würde uns die unendliche Vielzahl an Sinneseindrücken in den Wahnsinn treiben.

Unsere Sinne sind ebenfalls unterschiedlich stark ausgeprägt. Bei manchen Menschen ist ein oder sind mehrere Sinne extrem stark, dafür sind andere schwächer oder funktionieren gar nicht (Taubheit, Blindheit).

Das übergeordnete Seelenthema der Sinnesorgane ist die innere Wahrnehmung. Erkrankungen der Sinnesorgane spiegeln uns, dass unsere Wahrnehmung von bestimmten Seelenthemen gestört, eingeschränkt oder zu stark fokussiert ist.

Beispiel Tinnitus

Beim Tinnitus handelt es sich um Ohrgeräusche, die je nach Ausprägung mehr oder weniger stark sind. Sie treten manchmal phasenweise auf und sind manchmal als dauerhafte Hintergrundkulisse für den Betroffenen hörbar. Je nach Schweregrad kann ein Tinnitus bis zu Arbeitsunfähigkeit und sogar zum Suizid führen, wenn der Betroffene die Ohrgeräusche einfach nicht länger ertragen zu können glaubt. Im Fall eines Tinnitus stellt sich die naheliegende Frage, ob wir etwas nicht hören wollen. Das kann sowohl die innere Stimme unserer Seelenweisheit sein, es kann aber auch eine Tatsache im Außen sein, die wir einfach nicht hören oder anerkennen wollen. Genauso kann es aber auch sein, dass wir etwas *nicht* mehr hören wollen.

Hauptsächlich betroffener Archetyp: der innere Lehrer
Betroffene Elemente: Luft (die innere oder äußere Sprache)
Primär betroffene Persönlichkeitsbereiche: Zwilling (Kommunikation), Schütze (die persönliche Weltanschauung), Fisch (die Wahrheit hinter den sichtbaren Dingen)

SCHLÜSSELFRAGEN BEI ERKRANKUNGEN DER SINNESORGANE

◇ Welches Thema willst du nicht wahrnehmen?

◇ Wo ist deine Wahrnehmung eingeschränkt?

◇ Richtest du genügend Aufmerksamkeit auf deine inneren Impulse und Seelenthemen?

◇ Ignorierst du deine innere Stimme?

◇ Gibt es Seelenthemen, denen du zu viel Aufmerksamkeit schenkst?

◇ Lässt du deinen inneren Impulsen Taten folgen, und verarbeitest du sie deinem Wesen gemäß?

DER STÜTZ- UND BEWEGUNGSAPPARAT UND SEINE ERKRANKUNGEN

Der Stütz- und Bewegungsapparat sorgt dafür, dass der Körper in einer festgelegten Form bleibt, aber sich trotzdem zielgerichtet bewegen kann. Er besteht hauptsächlich aus dem knöchernen Skelett (gibt Stabilität), den Skelettmuskeln (ermöglicht Bewegung) und verschiedenen Hilfsstrukturen, die beide Komponenten miteinander verbinden und für einen reibungslosen Bewegungsablauf sorgen. Die

Unsere Knochen haben neben der Stützfunktion noch eine weitere wichtige, nicht offensichtliche Aufgabe: die Bildung neuer Blutzellen.

Hilfsstrukturen (Sehnen, Sehnenscheiden, Bänder, Schleimbeutel, Sesambeine) haben außerdem eine schützende Funktion und geben Halt.

Beim Zusammenspiel der unterschiedlichen Komponenten des Bewegungsapparates sehen wir sehr schnell, wie es um die Haltung und die Bewegungsfähigkeit eines Menschen bestellt ist. Wir sprechen von einer guten oder schlechten Haltung, die für jeden sichtbar ist. Eng damit verbunden ist die Körperspannung, die einen wichtigen Einfluss auf unsere Haltung hat.

Das Seelenthema des Stütz- und Bewegungsapparates

Innerseelisch geht es beim Stütz- und Bewegungsapparat zunächst darum, wie wir es mit unseren Seelenthemen halten. Erkennen wir sie, schenken wir ihnen die notwendige Aufmerksamkeit, und nehmen wir eine entsprechende Haltung dazu ein? Stehen wir aufrecht und kraftvoll zu den Anliegen unserer Seele? Aus diesen Fragen ergibt sich das zweite Thema: Wir sind aufgefordert, uns zu bewegen und alles Notwendige in unserem Leben zu tun, um unsere Seele und deren Entwicklung zu unterstützen. Dabei geht es abermals um das rechte Maß und um einen gesunden, unserer Seele entsprechenden Wechsel zwischen Phasen des Handelns und des Innehaltens. Überfordern wir uns, kann sich das in Bewegungseinschränkungen zeigen, sind wir zu unflexibel, kann es zu Starre und Steifigkeit in unseren Gelenken kommen, setzen wir zu wenig Energie für unsere Seelenentwicklung ein, werden unsere Muskeln schwach. Wenn unsere innere Haltung unklar und damit ebenfalls schwach ist oder andersherum zu starr, kann auch dies zu Knochenbrüchen führen.

SCHLÜSSELFRAGEN BEI ERKRANKUNGEN DES STÜTZ- UND BEWEGUNGSAPPARATES

◇ Welche Haltung nimmst du im Leben ein, vertrittst du deinen Standpunkt oder verbiegst du dich?

◇ Begegnest du den Herausforderungen des Lebens flexibel, oder reagierst du immer mit denselben starren Mustern?

◇ Bist du ein Prinzipienreiter und lässt keine andere Meinung zu, oder bist du wie die Fahne im Wind und hast keinen eigenen Standpunkt?

◇ Befindest du dich auf einer spannenden Lebens- und Seelenreise, oder sitzt du schlaff und unbeweglich in deiner Komfortzone fest?

◇ Bewegst du dich aktiv durch das Leben und folgst deinen Seelenzielen?

◇ Ist deine Seele erstarrt oder kann sie flexibel das Leben gestalten und ihre Themen einbringen?

DAS VERDAUUNGSSYSTEM UND SEINE ERKRANKUNGEN

Der menschliche Organismus braucht Nahrung, um daraus Energie zu gewinnen und so alle Körperfunktionen aufrechtzuerhalten. Das Verdauungssystem hat die Aufgabe, diese Nahrung mechanisch zu zerkleinern, zu transportieren und durch chemische Vorgänge in vom Körper verwertbare Bestandteile zu zerlegen. Es besteht aus dem Verdauungskanal (Mund, Rachen, Speiseröhre, Magen, Dünndarm, Dickdarm, Mastdarm und After) und den Verdauungsdrüsen (Bauchspeicheldrüse, Leber und Galle), die dem Nahrungsbrei Verdauungssäfte hinzufügen. Die Verdauungssäfte wiederum sorgen für die chemische Zerlegung der Nahrung in Eiweiße, Kohlenhydrate und Fette. Daneben dient Nahrung aber nicht nur dem Überleben, sondern hat auch einen Genussfaktor und eine soziale und gesellschaftliche Komponente.

Das Seelenthema des Verdauungssystems

Geht es bei der Atmung vorwiegend um den Kontakt mit dem Luftelement und bei der Haut um den Kontakt mit dem Erdelement, so geht es bei der Verdauung darum, wie wir uns die Welt einverleiben, wie wir das Leben mit seinen Herausforderungen annehmen, »verdauen« und in Lebenserfahrung transformieren.

Kannst du unterscheiden, was dir wirklich guttut und was nicht?

Dem Verdauungsvorgang ist das Element Feuer zugeordnet. Was lassen wir in uns herein, und sind wir in der Lage, diese stofflichen Aspekte so zu transformieren, dass sie optimal zu unserer Entwicklung beitragen?

Finden wir das rechte Maß und nehmen nur so viel (gesunde) Nahrung zu uns, wie wir wirklich brauchen, dann liefern wir unserem Körper alles, was er an Nährstoffen braucht, ohne ihn zu überfordern. Daraus entstehen ein gutes Gefühl und eine Grundzufriedenheit im Leben.

Seelisch gesehen geht es beim Verdauungssystem um die Erkenntnis, was wirklich wichtig ist in unserem Leben und was uns wirklich nährt. Was entspricht uns und unserer Seele? Wie wollen wir leben? Wie wollen wir uns fühlen? Entwicklung findet immer in der Materie statt. Unsere Seele will sich in der Welt ausdrücken, Erfahrungen sammeln, daran wachsen und sich selbst dadurch transformieren.

SCHLÜSSELFRAGEN BEI ERKRANKUNGEN DES VERDAUUNGSSYSTEMS

◇ Wie verleibst du dir die materielle Welt ein?

◇ Genießt du die materiellen Aspekte deines Körpers und der Welt?

◇ Kannst du Wichtiges von Unwichtigem unterscheiden? Kannst du deine Erfahrungen in der materiellen Welt verdauen, sie also in Energie für dich und deine Seelenentwicklung transformieren, oder bremsen sie dich aus?

◇ Ist dein Umgang mit der Welt ein Antriebsmotor für dich und deine Entwicklung, oder stehst du dir damit eher selbst im Weg?

◇ Gehst du intelligent mit den Geschenken der Materie um?

◇ Hast du so viel Vorrat, wie du wirklich brauchst, hortest du unnötigen materiellen Ballast, oder hast du materiellen Mangel?

Beispiel Übergewicht

Weltweit gibt es immer mehr übergewichtige Menschen, nicht nur in den reichen Industriestaaten, sondern besonders auch in den Schwellenländern.

Alle Formen von Essstörungen zeigen auf, dass wir das Gefühl für das nährende Prinzip verloren haben.

Bei übergewichtigen Menschen wird ein inneres Seelenwachstum durch materielles Körperwachstum ersetzt. Geistige Nahrung wird durch materielle Nahrung ersetzt.

Hauptsächlich betroffener Archetyp: der innere Krieger (mangelnde innerseelische Abgrenzung)
Betroffene Elemente: Ursache im Element Luft (geistiges Wachstum, Erkenntnis), Ausdruck im Element Erde (der materielle Körper)
Primär betroffene Persönlichkeitsbereiche: Skorpion (Macht über sich selbst), Schütze (eigene Weltanschauung), Krebs (das nährende Prinzip)

KRANKHEITEN, DIE KEINEM ORGANSYSTEM KLAR ZUZUORDNEN SIND

Viele Krankheiten betreffen mehrere Organsysteme, befallen den ganzen Körper oder sind keinem Organsystem klar zuzuordnen. Einige davon betrachten wir nun etwas genauer.

KREBS

Je lebensbedrohlicher sich eine Krankheit zeigt, desto grundlegender sind die damit verknüpften Themen. An dieser Stelle sei darauf hingewiesen, dass auch der Tod eines der großen Lebensthemen ist, die uns begleiten, und dass manche Krankheiten unweigerlich zum Tode führen werden, da wir nicht ewig in einem Leben bleiben können.

In manchen Fällen besteht die einzig mögliche »Heilung« in der Aussöhnung mit dem Tod und der Überwindung der Angst vor dem Sterben.

Schauen wir uns an, was bei Krebs im Körper passiert: Unsere Körperzellen haben jeweils eine genau definierte Funktion und Lebensdauer. Sie erneuern sich ständig und unterliegen alle dem genetisch bedingten Gleichgewicht zwischen Wachstum und Teilung (Zellzyklus) und dem Zelltod (Apoptose). Dies ist ein normaler physiologischer Vorgang.

Bei Krebs beginnen Zellen unkontrolliert zu wachsen und sich zu teilen und hören nicht mehr damit auf. Diese Zellen, die Tumorzellen, erfüllen nicht mehr ihre ursprüngliche Aufgabe.

Es entsteht ein Zellhaufen, der sogenannte Tumor. Dieser verdrängt und zerstört mehr und mehr gesundes Gewebe. Bei vielen Krebsarten wandern die Tumorzellen über die Blutbahnen oder die Lymphgefäße in weiter entferntes Gewebe, wo dann Sekundärtumoren entstehen. Da ein Tumor für sein schnelles Wachstum auf eine gute Versorgung angewiesen ist, werden um den Tumor herum neue Blutgefäße gebildet.

Mögliche Ursachen für die Entstehung bösartiger Tumoren sind laut Schulmedizin neben einer Vielzahl anderer begünstigender Faktoren eine falsche Ernährung, Nikotin, Alkohol, Kontakt mit krebsauslösenden Stoffen und erbliche Faktoren.

Die Botschaft und das Grundthema von Krebs

Was aber ist die tiefere Botschaft, das Grundthema einer Krebserkrankung? (Wir beziehen hier fachlich ungenau auch die gutartigen Tumoren mit ein, da die grundlegenden Seelenthemen bei beiden die gleichen sind.)

Letztendlich funktioniert unser ganzes Körpersystem, indem jede Zelle genau die Aufgabe erfüllt, für die sie da ist, und dann durch eine genau gesteuerte Zellteilung den Platz für neue Zellen frei macht. Eine entartete Zelle tut das nicht. Sie dient nicht mehr dem großen Ganzen, sondern verabschiedet sich von ihrer ursprünglichen Funktion und bildet über die Tochterzellen, die durch die unkontrollierte Teilung entstehen, einen eigenen »Organismus« in Form des Krebsgeschwulstes, das immer weiterwächst, neue Geschwulste in anderen Organen bildet und sich weigert, in eine dienende Position zu gehen, die für das Funktionieren und das Überleben des Körpers notwendig ist.

Damit haben wir das erste große Thema bei Krebs: Es geht um das Dienen und das Einordnen in etwas, das größer ist als wir selbst. Das ist keineswegs nur uneigennützig, sondern dient auch dem Überleben der einzelnen Zelle. Doch die Krebszelle pfeift, salopp gesprochen, auf ihren bisherigen Job, weil sie frei sein will. Dabei verwechselt sie echte Freiheit, die sich in einem uneingeschränkten Ja zum Leben und zur eigenen Aufgabe äußern würde, mit einer »Pseudofreiheit«, die zum Tode des Gesamtsystems führt.

Schauen wir in die Welt, dann finden wir genau die gleichen Zusammenhänge. Die Natur ist ein hochintelligentes Gesamtsystem, in dem alles fein aufeinander abgestimmt ist und seinen Platz und seine Aufgabe hat. Nur wir Menschen haben uns aus dieser übergeordneten, für das Wohlergehen aller Wesen wichtigen Ordnung verabschiedet.

In unserer Gier und Arroganz haben wir ein dem Tumor vergleichbares System geschaffen, das anstelle der Natur uns langsam, aber sicher zerstört und uns die notwendigen Lebensgrundlagen entzieht.

Wenn wir uns an die übergeordneten Gesetze (S. 48 f.) erinnern, dann wird klar, dass wir hier gegen elementarste Grundregeln des Lebens verstoßen. Krebs ist in Analogie dazu also ein Krankheitsbild der modernen Wirtschafts- und Gesellschaftssysteme, die unter einem sozialen und marktwirtschaftlichen Deckmantel die Zerstörung und Ausbeutung des Lebens an sich forcieren.

Für uns als Individuum stellt sich die Frage, ob wir uns an diesem Geschehen beteiligen oder nicht. Gerade hier ist es wichtig, ehrlich zu sich selbst zu sein. Jedes Verdrängen, Wegschauen und jede Selbstlüge bringen uns nicht weiter, sondern feuern das Geschehen nur noch weiter an.

Freiheit um jeden Preis, die ohne Rücksicht auf andere versucht, die eigenen Bedürfnisse durchzusetzen, führt über kurz oder lang unweigerlich zum Zusammenbruch jedes Systems.

Krebs und die vier Elemente

Die Hauptkomponente, die wir beim Krebs sehen, ist auf der materiellen Ebene das unkontrollierte, das Gesamtsystem bedrohende Wachstum. Das Element Erde steht beim Krebsgeschehen also im Vordergrund. In der Materie zeigt und verwirklicht sich alles, was wir an Gedanken (Luft) und Gefühlen (Wasser) in uns tragen und was sich mit der Energie (Feuer) auf den Weg macht in den sichtbaren, materiellen Bereich. Es geht also darum, dass im materiellen Bereich, hier in unserem Körper, stellvertretend etwas wächst, was alle Elemente-Themen und auch die grundlegende Polarität von männlich und weiblich beinhaltet.

SCHLÜSSELFRAGEN BEI KREBSERKRANKUNGEN

◇ Achtest du die übergeordneten Gesetze und Zusammenhänge des Lebens?

◇ Achtest du die Natur?

◇ In welchen Lebensbereichen findet stellvertretend für die Seelenebene auf der materiellen Ebene Wachstum statt?

◇ Gibt es einen Lebensbereich, in dem du nicht dienst und dich nicht in ein sinnvolles Gefüge einordnest?

◇ In welchen Bereichen regiert dein Ego und stellt sich über alles andere?

◇ Was ist für dich Freiheit?

Krebs als Spiegel unerlöster Lebensthemen

Aus der Sicht des Spiegelgesetzes (S. 49 f.) wird uns auf der Körperebene aufgezeigt, dass auf einer anderen Ebene ein notwendiges Wachstum nicht stattfindet. Die wichtigste Frage, die wir uns beim Thema Krebs stellen müssen, ist die Frage, in welchen materiellen, geistigen, emotionalen oder energetischen Bereichen unseres Lebens wir uns einem notwendigen Wachstum verschließen, sodass stellvertretend dafür die Tumoren wachsen. Auch hier finden wir Hinweise über die vom Primärtumor befallenen Körperbereiche oder Organe:

◇ Findet das Tumorwachstum einseitig statt (linke Körperseite – der weibliche Pol, rechte Körperseite – der männliche Pol)?
◇ Welches Organ ist betroffen und welche Aufgabe hat es?
◇ Betrifft der Tumor ein Wasser-, Feuer-, Erd- oder Luftorgan?
◇ Welches Thema fordert dich auf, daran zu wachsen?

Besonders häufig tritt bei Frauen Brustkrebs und bei Männern Prostatakrebs auf. Hier ist ein Bezug zu den Themen Weiblichkeit und Männlichkeit offensichtlich. In der Therapie zeigt sich bei Frauen oft ein nicht erlöstes Mutterthema und bei Männern ein unerlöstes Vaterthema.

Der Herr im eigenen Haus und unsere Lebensaufgabe

Ein weiterer wichtiger Aspekt bei vielen Krebserkrankungen ist der Umstand, dass wir nicht mehr Herr im eigenen Haus sind, sondern fremdbestimmt und ohnmächtig nach den Spielregeln anderer Menschen oder Kräfte leben.

Ein wichtiges Thema bei Krebs: Wir folgen nicht mehr unserer inneren Stimme und unserem Herzensfeuer.

Wir leben nicht das, wofür wir hierher auf diese Welt gekommen sind; wir leben nicht unsere Lebensaufgabe, die uns immer in eine dienende, aber gleichzeitig selbstbestimme Position führt; wir lassen uns von anderen Menschen sagen, was richtig oder falsch ist, und lassen uns vorschreiben, wie wir zu leben haben. Das mag zunächst wie ein Widerspruch klingen, denn zuvor haben wir ja gesagt, dass die Krebszelle macht, was sie will, aber nicht, was sie soll.

Aus spiritueller Sicht geht es bei unserem Lebensweg immer auch darum, dass wir eine bestimmte Aufgabe mit in dieses Leben gebracht haben, mit der wir dem großen Ganzen dienen. Solange wir diese Aufgabe nicht erkennen und leben, sind wir von unserer inneren Schöpferkraft abgeschnitten, die sich immer aus der Liebe zur gesamten Schöpfung speist und die niemals egoistisch ist. Hier gilt ganz besonders der von Jesus postulierte Satz: »Liebe deinen Nächsten wie dich selbst.« Selbstliebe bedeutet, dass wir uns, unserem Körper und unserem tieferen Lebenssinn dienen und entsprechend fürsorglich mit uns selbst umgehen. Daraus erwächst echte Liebe zur Schöpfung, zur Natur und zu allen anderen Wesen.

Wenn wir also nach den Regeln des eben Gesagten den Mut aufbringen, uns kompromisslos so zu zeigen, wie wir wirklich sind, uns dann im Bewusstsein der größeren Zusammenhänge in den Dienst des Lebens stellen und so Wachstum auf der Ebene ermöglichen, auf der es bisher blockiert war, entziehen wir dem Krebs die Notwendigkeit, stellvertretend für nicht gelebte Bereiche in uns zu wachsen.

Hauptsächlich betroffener Archetyp: das Krafttier (falsche Orientierung und Lebensführung)
Betroffenes Element: Erde (Tumorwachstum)
Primär betroffener Persönlichkeitsbereich: Wassermann (Freiheit), Steinbock (der Gesellschaft dienen)

BURN-OUT

In unserer Leistungsgesellschaft nehmen in den letzten Jahren Krankheitsbilder wie das chronische Müdigkeitssyndrom und das Burn-out-Syndrom immer mehr zu; beide haben etwas mit Überforderung und Erschöpfung zu tun (engl.: *to burn out* = ausbrennen). Als Hauptursache hierfür gilt anhaltender Stress, der auf eine Überforderung im Beruf oder im Alltag zurückzuführen ist und durch persönliche Faktoren wie die Neigung zum Perfektionismus und eine mangelnde Abgrenzungsfähigkeit weiter genährt wird.

Am Burn-out zeigt sich, wohin es führt, wenn wir nach fremden Maßstäben leben, unerreichbare Ziele verfolgen und gegen die Lebensgesetze verstoßen.

Betroffene sind häufig in einem Teufelskreis gefangen, ohne es zu merken. Sie streben nach Anerkennung und wollen Leistung bringen, um es anderen recht zu machen. Dafür stecken sie sich bewusst oder unbewusst unerreichbare Ziele, missachten die Stimme ihres Herzens und alle Warnsignale. Dies geht so lange, bis sie zusammenbrechen und dann komplett frustriert und häufig auch arbeitsunfähig sind.-

SCHLÜSSELFRAGEN BEI BURN-OUT

◇ Wo hast du dich anhaltend überfordert?

◇ Kannst du Nein sagen, oder lässt du dir immer neue Arbeit aufdrücken, obwohl du schon am Limit bist?

◇ Kannst du delegieren und Verantwortung abgeben?

◇ Welchen Maßstäben und Idealen dienst du?

◇ Folgst du der Stimme deines Herzens?

Hauptsächlich betroffener Archetyp: der Ort der Kraft (Überforderung)

Betroffenes Element: Erde (der Körper funktioniert nicht mehr), Wasser (das Gefühl totaler Erschöpfung)

Primär betroffene Persönlichkeitsbereiche: Skorpion (Macht über sich selbst erlangen), Löwe (Herr im eigenen Haus), Wassermann (sich von fremden Maßstäben befreien), Steinbock (zu seinen eigenen Rechten stehen und sich nicht fremden Maßstäben unterordnen)

DEPRESSION

Die Depression ist eine psychische Störung, bei der das Empfinden und die Grundstimmung gedrückt sind. Die Betroffenen kreisen in negativen Gedankenschleifen, während ihnen gleichzeitig der Antrieb fehlt, etwas zu verändern. Da die Depression nicht mit Willenskraft oder Disziplin beeinflusst werden kann, geraten Betroffene oft in einen Zustand der Hoffnungslosigkeit. Bei schweren Formen kann das bis zum Suizid führen.

Im Alltag werden auch depressive Verstimmungen und Zustände der Traurigkeit und Niedergeschlagenheit als Depression bezeichnet. Eine echte Depression ist hingegen eine Krankheit, die unbedingt professioneller Behandlung bedarf.

Bei der Depression haben die Betroffenen aufgegeben, weil sie nicht mehr glauben, die notwendigen Veränderungen meistern zu können. Bei einer erblichen Disposition finden wir in einer früheren Generation fast immer eine Situation, in der ein Vorfahre tatsächlich aufgegeben hat. Das Grundgefühl des Versagens und der Schuld führt dann zur Depression.

Diese Thematik finden wir dem Spiegelgesetz entsprechend auch in der Seele des Betroffenen. Er hat in Bezug auf ein Thema, das angeklopft und zum Handeln aufgefordert hat, aufgegeben, weil er nicht mehr daran glaubt, es bewältigen zu können. Häufig ist ihm dieses Seelenthema überhaupt nicht (mehr) bewusst, und so befällt ihn die Depression quasi aus heiterem Himmel. Genauso kann sie aber auch die Folge einer lang andauernden Überforderung oder Verdrängung sein. Da die Seele nicht an Zeit gebunden ist und immer dem Ziel der Entwicklung folgt, sind die Symptome auch hier die Aufforderung, wieder in Bewegung zu kommen. Bei schweren Formen der Depression liegt aber genau an dieser Stelle das Problem, eben weil der Betroffene aufgrund seiner Hoffnungslosigkeit nicht mehr handlungsfähig ist und das Leben als schwere Last und Bürde empfindet. Oft erscheinen die Selbsttötung und damit der Weg aus dem Leben die einzige Lösung zu sein.

Aus schamanischer Sicht lösen sich Probleme durch einen Suizid nicht auf. Wir nehmen sie mit in die nächste Inkarnation, wo wir uns abermals damit beschäftigen müssen.

Annehmen und Loslassen

Hilfe bei der Depression findet sich im Annehmen des zugrunde liegenden Themas und dann im Loslassen. Hier hilft uns die schamanische Reise zum Wesen der Krankheit, um das Thema zu erkennen. Weil der Antrieb und die Handlungsmotivation so stark eingeschränkt sind, muss zunächst ein innerer Zustand hergestellt werden, in dem Hoffnung, Mut und Zuversicht wieder gedeihen können. In der schamanischen Praxis ist dazu fast immer eine Seelenrückholung notwendig. Da aber die Gefahr besteht, dass bei dem Betroffenen als Erstes der Handlungswille wiederkehrt und damit die Gefahr des Suizides weiter wächst, ist eine Behandlung von schweren Depressionen nur in einem geschützten Rahmen wie in einer psychiatrischen Klinik ratsam. Leider lehnen diese Institutionen schamanische Methoden aber meist ab, insofern ist eine entsprechende Behandlung praktisch nicht durchführbar.

Bei leichten Formen einer Depression ist eine schamanische Behandlung allerdings gut möglich. Nachdem das Thema zum Beispiel durch eine Reise zum Wesen der Krankheit erkannt wurde, können wir im Anschluss – abermals durch eine schamanische Reise zum inneren Heiler – überlegen, wie eine Lösung aussehen könnte. Die Arbeit im Medizinrad liefert uns dafür weitere Anhaltspunkte.

Nehmen wir dann die nötigen Veränderungen in unserem Leben vor, können wir die Depression wieder loslassen, ebenso wie die innerseelische Blockade. Hier kann ein schamanisches Heilungsritual oder ein Transformationsritual sehr hilfreich sein, ebenso die Heilarbeit im Medizinrad (S.184 ff.). Erst dann kann die notwendige Veränderung auch im Leben geschehen.

SCHLÜSSELFRAGEN BEI DEPRESSIONEN

◇ In welchem Lebensbereich, bei welchem Seelenthema hast du aufgegeben?

◇ Wo und wann hast du deinen Lebensmut verloren?

◇ Welches Thema musst du annehmen?

◇ Hast du dich wirklich auf das Leben eingelassen?

◇ Gibt es eine depressive Veranlagung in deiner Familie?

◇ Hast du mit den zurückliegenden Generationen gearbeitet und dort das Thema erlöst?

Hauptsächlich betroffener Archetyp: der Herzenskrieger (die Herzensenergie fehlt, um mutig zu leben, es ist kein Ziel erkennbar)

Betroffene Elemente: Erde (kein Interesse an der Welt), Feuer (kein Antrieb), Wasser (gedrückte Stimmung), Luft (Gedanken kreisen in negativen Spiralen)
Primär betroffener Persönlichkeitsbereich: Widder (grundlegende Lebensenergie), Skorpion (Transformation)

SÜCHTE

Alle Formen von Süchten können wir entweder als eigenständige Krankheit oder auch als Symptom tiefer liegender Probleme betrachten. Das Grundthema jeder Sucht ist immer das Gleiche: Wir haben das, was unsere Seele will und braucht, (noch) nicht gefunden. Anstatt weiter zu suchen, bleiben wir stehen und greifen nach einem Ersatzstoff, der uns je nach Suchtmittel ein Gefühl der Zufriedenheit, des Wohlbefindens, des Ankommens, der Liebe, der Erkenntnis, der Ekstase, der uneingeschränkten Leistungsfähigkeit, der Lebenslust, der Spannung etc. liefert.

Je nach Seelenthema kann praktisch alles zu einer Sucht werden: Alkohol, Nikotin, Drogen, Fernsehen, Computerspiele, Glücksspiele, Sex, Sport, Essen, Askese, selbst zugefügte körperliche Schmerzen.

Die Sucht und der Suchtstoff geben uns den Hinweis, in welchem Lebensthema wir bei unserer Suche stecken geblieben sind. Ein klassisches Beispiel ist die Nikotinsucht, die oft ein Hinweis auf die innere Suche nach Freiheit ist, die wir nie gefunden haben. Oder der Alkoholismus, wo der Betroffene erst dann mutig wird, wenn er genügend getrunken hat. Anstelle der Entwicklung einer gesunden Kommunikationsfähigkeit und des Mutes, mit seinen Mitmenschen in Kontakt zu treten, bleibt das Seelenthema unerlöst und wird durch den Alkohol ersetzt. Ein weiteres Beispiel ist die Sucht nach actionreichen Computerspielen. Anstatt seinen Platz im Leben zu suchen und das Leben im wahrsten Sinne des Wortes zu *er-leben*, bleibt der Süchtige vor dem Bildschirm sitzen und führt ein Ersatzleben in der virtuellen Welt.

SCHLÜSSELFRAGEN BEI SÜCHTEN

◇ In welcher Suche bist du stecken geblieben und hast diese nicht vollendet?

◇ Was hast du noch nicht gefunden?

◇ Welche Sehnsucht hast du durch die Sucht gedeckelt?

Hauptsächlich betroffener Archetyp: der Herzenskrieger (die Herzensenergie mutig leben)
Betroffene Elemente: Erde (die Verwirklichung in der materiellen Welt fehlt), Feuer (das Herzensfeuer brennt zu wenig)
Primär betroffener Persönlichkeitsbereich: Fisch (die Scheinwelt)

DIE GENETISCHE DISPOSITION

Bei einer genetischen Disposition treten familiär gehäuft entsprechende Krankheiten auf. Das heißt aber nicht, dass jedes Familienmitglied die Krankheit bekommen muss.

Was gibt den Ausschlag dafür, dass zum Beispiel ein Kind dieselben Allergien bekommt wie der Vater und die Großmutter, das Geschwisterkind aber keinerlei Allergiesymptome zeigt?

Betrachten wir dazu unser Ahnensystem etwas genauer. Alle Ereignisse, Erlebnisse, Gedanken, Gefühle und Taten unserer Vorfahren der letzten sieben Generationen treffen durch das

Energiefeld der Ahnen und durch die in den Genen gespeicherte Zellerinnerung auf unser eigenes System. Sie können dadurch unser Befinden beeinflussen, sowohl im positiven als auch im negativen Sinne.

Im übertragenen Sinne könnte man sagen, es wird wie bei einem Staffellauf der Stab an den nachfolgenden Läufer übergeben, wobei der Stab die Summe aller abgespeicherten Energien der letzten sieben Generationen enthält und uns gleichzeitig mit dem göttlichen Ursprung unserer Herkunftsfamilie verbindet.

Die Energie unserer Ahnen kann uns stärken, schwächen oder auch Krankheiten auslösen.

Mit welchen Energien dieses Stabes wir in Resonanz gehen, liegt wiederum an der innerseelischen Disposition und den Seelenthemen, die unsere eigene Seele mit in diese Inkarnation gebracht hat. Das heißt, es können grundsätzlich nur die Energien und Themen aus der Ahnenreihe in uns wirken, die wir auch in uns selbst tragen. Dies ist aus schamanischer Sicht der Hauptgrund, warum der eine Nachkomme die in der familiären Disposition angelegte Krankheit bekommt und ein anderer nicht. Das heißt aber nicht, dass derjenige, der das Thema in seiner Seele dabeihat, zwingend krank werden muss. Geht er mit dem dieser Krankheit zugrunde liegenden Thema entsprechend um, das heißt, arbeitet er damit und erlöst es aus dem Schattendasein, dann löst er sich aus der Disposition, die zwar weiter besteht, aber zu keinerlei Symptomen mehr führt.

Die Rolle der Angst

Ein entscheidender Faktor, der sich immer wieder beobachten lässt, ist die Angst, die manche Klienten aufgrund ihrer erblichen Disposition gerade bei schweren Erkrankungen wie Krebs, Schizophrenie oder Herzinfarkt in sich tragen. Die Angst hat eine unheilvolle Wirkung, weil sie die betroffene Person schwächt und lähmt. Anstatt das eigene Seelenthema aktiv zu bearbeiten, beobachten die Betroffenen ihren Körper oder ihr Verhalten ängstlich und nehmen oft eine Vermeidungshaltung ein, die den Lebensfluss blockiert.

So verständlich und nachvollziehbar dieses Vorgehen ist, fördert es doch eher den Ausbruch der Krankheit, statt diesen zu verhindern bzw. die Disposition zu überwinden, eben weil wir unsere Energie dorthin lenken.

Wir können erblichen Dispositionen die Macht entziehen, wenn wir an unseren Seelenthemen arbeiten.

Wir sind also aufgefordert, mutig die eigenen Seelenthemen anzuschauen und zu erlösen, statt angstvoll auf den Ausbruch der Krankheit zu warten. Dafür können wir unser Familiensystem – die sieben Generationen hinter uns – anreisen und auch dort die der Krankheit zugrunde liegende Problematik erlösen.

Wenn wir so vorgehen und parallel die Seelenthemen, Traumata und Blockaden sowohl in unserer Individualseele als auch in der Ahnenreihe bearbeiten, dann verliert jegliche erbliche Disposition die Macht über uns.

SCHLÜSSELFRAGEN BEI GENETISCHER DISPOSITION

◇ Hast du Angst, dass dich die Krankheit auch trifft?

◇ Hat die Angst mehr Macht über dich als der Glaube an deine eigene Schöpferkraft?

◇ Welches Seelenthema spiegelt dir deine Disposition?

◇ Wie kannst du es aktiv erlösen und dich damit von deiner Disposition befreien?

Hauptsächlich betroffener Archetyp: Der Fels der Ahnen
Betroffenes Element: Luft (Fehlinformation im Erbgut)
Primär betroffener Persönlichkeitsbereich: Wassermann (Freiheit)

ERKRANKUNGEN DURCH BAKTERIEN, VIREN, PARASITEN, PILZE UND ANDERE MIKROORGANISMEN

Tagtäglich sind wir den unterschiedlichsten Mikroorganismen, Krankheitserregern und pathogenen Keimen ausgesetzt, ohne dass wir etwas davon mitbekommen oder dadurch krank werden. Ein gesundes Immunsystem ist in der Lage, die meisten Mikroorganismen im Körper unschädlich zu machen, bevor diese ihre krank machende Wirkung entfalten können. Wäre dem nicht so, dann müsste der Arzt, der im Winter täglich dutzende von Erkältungspatienten behandelt, dauernd krank sein.

Die schädliche Wirkung von Mikroorganismen beruht auf drei Mechanismen:

◇ Sie ernähren sich von Körperzellen und schädigen dadurch das Gewebe.

◇ Sie verursachen teils heftige Reaktionen des Immunsystems, vor allem hohes Fieber, das tödlich enden kann.

◇ Sie sondern Stoffe ab, die den Körper schädigen.

Das übergeordnete Seelenthema bei dieser Art von Erkrankungen ist die mangelhafte Abgrenzung, wodurch die krank machenden Fremdenergien nicht oder zu spät, wenn sie sich schon breitgemacht haben, als solche erkannt werden. Bei einer chronischen Fremdbesiedelung, zum Beispiel im Darm mit pathogenen Bakterienstämmen oder beim Haut- und Nagelpilz, spiegelt uns dieses Geschehen, dass fremde Energien die »Macht« über bestimmte Lebensthemen übernommen haben und uns in einem kranken Dauerzustand gefangen halten. Hier sind wir nicht mehr Herr im eigenen Haus.

SCHLÜSSELFRAGEN BEI ERKRANKUNGEN DURCH MIKROORGANISMEN

◇ Wo musst du dich besser abgrenzen?

◇ In welchen Lebensbereichen und bei welchen Lebensthemen lässt du zu, dass fremde Kräfte und Energien dich kontrollieren und die Macht übernehmen?

◇ Wie kannst du dich besser schützen?

Hauptsächlich betroffene Archetypen: der innere Heiler (zuständig für die Aufrechterhaltung der Gesundheit), der innere Krieger (zuständig für die Abgrenzung), das Feuer der Transformation (transformiert negative Energien)

Betroffene Elemente: je nach Ort der Erkrankung das jeweils zugeordnete Element

Primär betroffener Persönlichkeitsbereich: Fisch (das hinter der sichtbaren Realität heimlich Wirkende)

ERKRANKUNGEN DURCH GIFTSTOFFE UND SCHWERMETALLE

Giftstoffe, Schwermetalle, Medikamentenrückstände, Hormone usw. nehmen wir durch die Luft, die Nahrung, das Trinkwasser oder durch direkten Kontakt in uns auf. Im Gegensatz zu den Mikroorganismen, mit denen wir uns ebenfalls in ständigem

Kontakt befinden, da sie Teil der Mitgeschöpfe dieses Planeten sind, haben wir Menschen die meisten dieser »toten« Stoffe freigesetzt und dafür gesorgt, dass sie sich in unserer Umwelt anreichern und uns dadurch immer mehr belasten. Mit vielen dieser Stoffe kommt der Körper bis zu einer gewissen Dosis noch zurecht, manche werden in Körperdepots eingelagert, doch einige verursachen direkt Krankheits- und Vergiftungssymptome.

Giftstoffe im Außen fordern uns auf, auch auf unsere Seelenhygiene zu achten.

Betrachten wir die Umwelt als Spiegel unserer Innenwelt, so spiegeln uns Krankheiten, die durch entsprechende Stoffe ausgelöst werden, eine innerseelische, selbst verursachte »Vergiftung« und die fehlende Seelenhygiene, die notwendig wäre, um uns davon zu reinigen. Genauso sind unsere Gedanken und unsere Gefühle »vergiftet« und schaden uns und der Welt mehr, als sie nützen.

So wie wir es versäumen, uns auf körperlicher Ebene mit den Giften auseinanderzusetzen, unser Verhalten der Umwelt gegenüber zu ändern, gesünder zu leben und nach Möglichkeit die Giftstoffe zu vermeiden, so versäumen wir es auch, unsere Gedanken und Gefühle, unsere Seele und unseren Energiekörper zu reinigen, zu pflegen, zu entgiften und vor neuen Belastungen zu schützen.

Die grundlegenden Seelenthemen sind hier die Selbstliebe, der Selbstwert und die Nächstenliebe.

Hauptsächlich betroffene Archetypen: der innere Heiler (zuständig für die Aufrechterhaltung der Gesundheit), der innere Krieger (zuständig für die Abgrenzung), das Feuer der Transformation (transformiert negative Energien)
Betroffene Elemente: je nach Ort der Erkrankung das jeweils zugeordnete Element
Primär betroffene Persönlichkeitsbereiche: Fisch (das im Ver-

borgenen heimlich Wirkende hinter der sichtbaren Realität), Jungfrau (Reinigung, Fähigkeit zur Analyse, Pflege von Körper und Seele)

SCHLÜSSELFRAGEN BEI BELASTUNGEN DURCH GIFTSTOFFE

◇ Welche Gedanken und Gefühle vergiften dein System?

◇ Welche Lebensbereiche und Lebensthemen musst du dringend reinigen und klären?

◇ Was kannst du tun, um deine Abgrenzungsfähigkeit zu stärken?

◇ Wo vergiftest du deine Umwelt und achtest nicht auf die Natur?

DIE GANZHEITLICHE SICHTWEISE

Wenn wir uns intensiv mit den Seelenthemen einer Krankheit beschäftigen und entsprechende Veränderungen vornehmen, dann schaffen wir die Voraussetzung für ein gesünderes Leben. Krankheit und Symptome sind aus schamanischer Sicht nichts Schlechtes, das wir bekämpfen müssen, sondern sie sind Wegweiser und Lehrer, um unseren Weg zu erkennen.

Wir alle sind auf dem Weg, und unsere Seelen befinden sich in einem Entwicklungsprozess hin zu immer mehr Bewusstsein und Liebe. Insofern wechseln die Lebensthemen, und wir treten in neue Lebensphasen ein, die wiederum mit ihrer Grundthematik zu Symptomen führen können und werden, um uns auf unserem Weg zu mehr Bewusstsein zu unterstützen.

Wichtig bei jeder Deutung ist, nicht nur die lokalen, offensichtlichen Symptome zu betrachten, sondern ganzheitlich vorzugehen und alle hier angesprochenen Aspekte mit einzubeziehen. Lokale Symptomdeutung führt uns oft zu völlig falschen Ergebnissen, weil die tiefer liegenden Ursachen dafür einen ganz anderen Ausgangspunkt im Körper haben.

Hierzu ein Beispiel: Ein Patient hat Schmerzen in den Fingergelenken, wodurch das Greifen Beschwerden verursacht. Nach dem reinen Analogiedenken könnte man nun fragen: Was willst du nicht be-greifen, was sollst du be-greifen, und wieso ist diese Erkenntnis so schmerzhaft für dich?

In diesem Fall wurden die Schmerzen allerdings von Viren verursacht, die sich im Handgelenk eingenistet hatten und die mit einer sexuell übertragbaren Krankheit in Verbindung standen. Die Ursache war hier also eine ganz andere, als man auf den ersten Blick vermutet hätte. Auf diese Zusammenhänge wäre man bei einer rein lokalen Symptomdeutung nur schwer gekommen – wer bringt schon Schmerzen im Handgelenk mit Sex in Zusammenhang oder mit Viren und damit nach schamanischer Deutung mit »Bösen Geistern« und mit mangelnder Abgrenzungsfähigkeit?

Wir sehen also, wie wichtig es ist, nicht in einer reinen Symptomdeutung stecken zu bleiben, da wir damit Gefahr laufen, nicht auf das richtige Thema zu kommen. Versteifen wir uns dann auf das falsche Thema, sind wir frustriert, weil unsere Beschwerden bleiben.

Es ist eben nur selten so, wie es das klassische Diagnosesystem der Schulmedizin und auch der alternativen Testverfahren vermitteln.

Gerade die immer komplexer werdenden Zusammenhänge aktueller Krankheitsbilder, die nicht mehr in klassische Schemata passen und mit keiner Definition klar beschrieben werden können, zeigen uns die Vielfältigkeit und Multidimensionalität, denen Krankheiten unterliegen.

Die meisten Beschwerden, selbst wenn sie zunächst einfach erscheinen, haben im Hintergrund ein viel komplexeres System, und wir sind aufgefordert, auf den verschiedensten Ebenen unseres Seins die Ursachen zu ergründen.

Schamanische Wege der Heilung

In der ersten Hälfte unseres Lebens opfern wir unsere Gesundheit, um Geld zu erwerben, in der zweiten Hälfte opfern wir unser Geld, um die Gesundheit wiederzuerlangen. Und während dieser Zeit gehen Gesundheit und Leben von dannen.

VOLTAIRE (1694–1778), FRANZÖSISCHER PHILOSOPH
DER AUFKLÄRUNG·UND SCHRIFTSTELLER

HEILUNG AUS SCHAMANISCHER SICHT

Heilung bedeutet aus schamanischer Sicht, wieder in Harmonie und Einklang mit der eigenen Natur, der Erdnatur und dem Universum zu leben und dem Ruf der Seele zu folgen. Dazu ist es notwendig, unseren Körper, unser Energiefeld und unsere eigenen Schwingungen zu harmonisieren und so weit zu verändern, bis wir wieder Teil des großen Schwingungsfeldes sind, in dem wir leben. So können wir zur wunderbaren Gesamtsymphonie aus Energie, Schwingung, Tönen, Farben und Gerüchen beitragen. Dies gelingt, indem wir einen schamanischen Weg der Heilung gehen und dabei alle Blockaden, Beschränkungen, Traumata und falschen Erwartungen überwinden.

Erst wenn wir in unserer wahren inneren Größe und Schöpferkraft, verbunden mit der reinen Liebe, im Leben stehen und unsere dienende Position wieder eingenommen haben, können wir Harmonie und Gesundheit in uns finden und entsprechend auch im Außen leben.

Erst wenn wir unsere Lebensaufgabe klar kennen und entsprechend handeln, können unsere Energien frei fließen.

Das Wissen um den Ursprung unserer Krankheiten gibt uns wertvolle Hinweise, wo wir ansetzen können und wo Veränderung notwendig ist. Erkenntnis ist die Voraussetzung, um den richtigen Weg einzuschlagen, aber ohne unser Tun wird sich nicht viel verändern. Manche Menschen glauben, dass Handeln nicht notwendig sei und ein reiner Erkenntnisprozess ausreichend wäre. Aber wozu leben wir dann in einer materiellen Welt? Wozu haben wir einen Körper,

Hände, die (be)greifen können, Füße, die uns tragen können, Muskeln, die uns bewegen können und somit Veränderung in der materiellen Welt ermöglichen? Die oft vorgebrachten Argumente, die materielle Welt sei nur eine Illusion, die es zu überwinden gelte, sind nach meiner Erfahrung meist nur Ausreden, um Veränderungen zu vermeiden.

Wenn wir unseren Körper nicht als ein wertvolles Geschenk des Universums ansehen, der uns das Leben in einer materiellen Welt ermöglicht und gleichzeitig der Tempel unserer Seele und unseres Geistes ist, dann werden wir auch nicht akzeptieren, dass er Pflege und Zuwendung bedarf.

Nach allem bisher Gesagten sollte klar geworden sein, dass der Körper und seine Krankheitssymptome ein materieller, sichtbar gewordener Ausdruck unserer geistig-seelischen Sichtweisen sind und uns wertvolle Hinweise liefert, wo wir gerade auf unserem Lebensweg stehen.

DIE GESCHICHTE VON DER TÜR

Ein Mann mit Diabetes Typ 1 sitzt meditierend in einem Raum. Er hat den Raum vor geraumer Zeit durch eine Tür betreten und sich auf seinem Meditationskissen niedergelassen, um zu verstehen, warum er krank ist. In der Meditation ist er zu der Erkenntnis gelangt, dass er in Wahrheit reine Energie, pure Liebe und Schwingung ist und die Materie und damit auch sein Körper reine Illusion sind. Er hat erfahren, warum er hierher auf diese Welt gekommen ist, und kennt nun seine Bestimmung. Er weiß, dass er durch die Tür in einen anderen Raum gelangen kann, in dem seine Insulinspritzen liegen. Da er aber erkannt hat, dass Materie Illusion ist, bleibt er einfach sitzen. Irgendwann kippt der Mann um und stirbt.

Da er ein guter Mensch gewesen ist, kommt er in den Himmel. Dort fragt er Gott: »Ich habe doch das Wesen der Illusionen er-

kannt, in denen ich gelebt habe. Ich habe meine Lebensaufgabe erkannt. Warum bin ich dann trotzdem an Diabetes gestorben?« Gott schaut ihn an und antwortet: »Erkenntnis allein genügt nicht. Warum, glaubst du, habe ich euch Menschen diesen wunderbaren Körper und diesen wundervollen Planeten mit all seinen Möglichkeiten geschenkt? Warum glaubst du, habe ich euch die Willensfreiheit geschenkt? Sicher nicht dafür, dass ihr aufhört zu handeln. Sondern dafür, dass ihr euch in jedem Moment eures Lebens wieder neu entscheiden könnt, das Notwendige zu tun, um das Leben mit all seinen Facetten und die Relativität von Gut und Böse, gesund und krank, männlich und weiblich wirklich zu erfahren.

Das alles dient dazu, dass ihr wachsen und euch entsprechend eurer individuellen Lebenssituation entwickeln könnt. Du hättest doch nur aufstehen und durch die Tür gehen müssen, um dir dein Insulin zu spritzen.

Bist du dir sicher, dass du die richtigen Erkenntnisse erlangt und das Leben wirklich verstanden hast?«

Wichtig ist, dass wir demütig bleiben und Respekt vor dem Leben als solchem haben. Dazu gehört, dass wir Tatsachen anerkennen und uns keinen Illusionen hingeben. Folgende Punkte mögen ein Denkanstoß für eine entsprechende innere Haltung sein:

◇ Nicht jede Krankheit ist heilbar.

◇ Auch der Tod gehört zum Leben.

◇ Krankheit kann ein Teil unseres Lebensweges sein.

◇ Medikamente, egal ob chemisch oder pflanzlich, sind manchmal notwendig und begleiten uns unter Umständen durch unser Leben.

◇ Erkenntnis ist immer nur der erste Schritt, der uns auffordert, Entscheidungen zu treffen.

◇ Solange wir in einer materiellen Welt leben, unterliegen wir auch deren Gesetzmäßigkeiten.

◇ Wir sind aufgefordert, zu handeln. Dafür haben wir einen Körper.

DAS RITUAL ALS LÖSUNGSANSATZ

Ein Ritual ist eine nach festgelegten Regeln durchgeführte Zeremonie mit einer bestimmten Absicht und einem hohen Symbolgehalt. Fast alle religiösen Feste und Stammesfeiern laufen nach rituellen Regeln ab. Der sonntägliche Gottesdienst im Christentum ist ebenfalls so ein Ritual. Und auch im Alltag vollziehen wir täglich allerlei Rituale, häufig ohne uns dessen bewusst zu sein.

Beachtet man ein paar einfache Grundregeln, so entwickeln Rituale im Moment der Durchführung eine starke Schwingung, die in der Lage ist, festgefahrene und blockierte Energiemuster zu verändern oder ganz aufzulösen. So kann ein Heilungsritual wichtige Impulse setzen, um die bisher blockierten Selbstheilungskräfte eines Menschen wieder zu aktivieren.

Die Präsenz in der Unendlichkeit des Augenblicks spielt bei der Durchführung eines Rituals eine wesentliche Rolle.

Damit ein Ritual diese Kraft entwickelt, müssen wir während der Durchführung ganz im Hier und Jetzt sein.

Die spirituellen Lehrer dieser Welt sagen, dass das eigentliche Leben nur durch das Gewahrsein des gegenwärtigen Augenblicks möglich ist, wir uns normalerweise aber in einem traumähnlichen Zustand befinden, der uns in der Vergangenheit oder in der Zukunft festhält. Erst das Erwachen und Verweilen in der Gegenwart lässt uns wirklich das Leben in seiner Einzigartigkeit erleben.

HANDELN IM HIER UND JETZT

Wollen wir in unserem Leben etwas verändern, dann helfen die besten Vorhaben und Pläne nicht weiter, wenn wir sie nicht im Hier und Jetzt umsetzen. Das ewige Kreisen um Ereignisse in der Vergangenheit bindet uns nur an alte Traumata, Verletzungen, nicht genutzte Chancen oder längst vergangene (schöne) Erlebnisse.

Durch ein Ritual handeln wir im gegenwärtigen Moment. Es entfaltet seine Kraft dann, wenn wir es mit allen Ebenen unseres Seins bewusst durchführen:

◇ Der Verstand legt den Ablauf und den Rahmen fest.
◇ Das Herz verbindet das Ritual mit der Liebe.
◇ Der Geist verbindet das Ritual mit der jeweiligen Absicht.
◇ Der Körper führt das Ritual aus.

DAS HEILUNGSRITUAL

Vorbereitung

Im Folgenden besprechen wir ein einfaches Heilungsritual, das dir auf deinem Weg zur Gesundheit helfen kann. Nimm dir zur Vorbereitung mehrere Tage oder Wochen jeden Tag eine Stunde Zeit. Suche dir einen Ort, an dem du ungestört bist, und schaffe dir einen rituellen Rahmen (S. 101 f.). Nimm dann einen Block und schreibe einen Brief, in dem du alles festhältst, was dir zu deiner Krankheit und zu deinen Symptomen einfällt. Am besten schreibst du direkt an die Krankheit. Das kann zum Beispiel so aussehen:

»Hallo, Krankheit,
nun begleitest du mich schon mehrere Jahre und hast erheblichen Einfluss auf mein Leben. Ich bin in meiner Bewegungs-

freiheit eingeschränkt und kann keine weiten Strecken mehr gehen, ohne dass ich unerträgliche Schmerzen bekomme. Ich habe mich jetzt ausführlich mit deinen seelischen Hintergründen beschäftigt und verstanden, warum du da bist und was ich ändern muss. Ich habe auch schon damit begonnen ...«

Es gibt für so einen Brief keine festen Regeln. Wenn du wegen deiner Krankheit wütend, traurig, depressiv, frustriert usw. bist, dann gib diesen Gefühlen Ausdruck. Überlege beim Schreiben nicht rational, was du schreiben könntest, sondern lass deinen Impulsen freien Lauf. Schreibe an diesem Brief jeden Tag weiter, bis du das Gefühl hast, dir alles von der Seele geschrieben zu haben, was mit deiner Krankheit zu tun hat. Der Sinn des Briefes ist, dass alles, was mit deiner Krankheit zu tun hat und bisher in dir war, jetzt einen Ausdruck im Außen bekommt.

Umsetzung

Im nächsten Schritt geht es darum, den Brief mit seinem Inhalt in einem Heilungsritual zu transformieren.

Folgende Vorbereitung hilft dir,

◇ ganz im Hier und Jetzt zu sein,

◇ aus deiner Mitte heraus zu agieren,

◇ mit deinem Herzen verbunden zu sein,

◇ mit allen unterstützenden spirituellen Kräften verbunden zu sein,

◇ ein heilendes Feld aufzubauen,

◇ einen geschützten Rahmen für dein Ritual zu haben.

Sorge wieder dafür, dass du ungestört bist, und schaffe dir einen rituellen Rahmen. Öffne den Heiligen Raum (S. 102 f.), bitte den Brennnesseldeva um Schutz (S. 104) und räuchere, wenn du magst, mit einer Räuchermischung, die du als angenehm empfindest und die zu deinem Thema passt.

Du brauchst nun eine Kerze, besser noch ein kleines Feuer. Und dann übergib deinen Brief ganz bewusst den Flammen mit der Absicht, die Hintergründe deiner Krankheit damit abzugeben und frei davon zu werden und mit der Bitte, dass sich alle negativen, krank machenden Energien in ein Feld der Heilung transformieren mögen.

Achtung: Bitte beachte unbedingt die Brandgefahr, wenn du für dein Ritual eine Kerze oder ein kleines Feuer anzündest!

Wenn dein Brief verbrannt ist, bedanke dich bei den Flammen und bei allen beteiligten Energien für ihre Hilfe und Unterstützung und beende dein Ritual. Lösche unbedingt auch die Flamme oder das Feuer, damit nichts passieren kann.

DIE REISE ZUM INNEREN HEILER

Wir alle sind mit einem genialen Selbstheilungssystem ausgestattet. Unser Körper ist nämlich ununterbrochen damit beschäftigt, alle Körperfunktionen zu kontrollieren und bei Störungen gegenzusteuern, und unser Immunsystem lässt, wenn es intakt ist, die meisten Krankheiten erst gar nicht entstehen.

Ist unser Immunsystem aber geschwächt, kann es die Selbstheilungsfunktion nur noch eingeschränkt ausüben, und es kommt zu Symptomen und Beschwerden. Jeder ist hier aufgefordert, durch seine Lebensweise und das rechte Maß der Dinge für sich selbst zu sorgen und aus der Selbstliebe heraus sein Leben zu gestalten, damit das Immunsystem stark und widerstandsfähig ist.

Innerseelisch haben wir den Archetypen des inneren Heilers dabei. Er ist die Weisheitsinstanz in uns, die alle Vorgänge steuert, die etwas mit unserer Gesunderhaltung oder Heilung zu tun haben.

Der innere Heiler kann uns bei unserem Erkenntnisprozess helfen, innerseelische Heilungsprozesse anstoßen und uns Ratschläge mit auf unseren Weg geben, welche Schritte notwendig sind und was wir ändern müssen, damit wir wieder gesund werden oder bleiben. Die Reise zum inneren Heiler ist daher überaus hilfreich für uns.

Genauso wie wir das Wesen der Krankheit schamanisch anreisen können, können wir auch mit unserem inneren Heiler in Kontakt treten.

Die Praxis der Reise zum inneren Heiler

Du findest eine geführte schamanische Reise zu deinem inneren Heiler auf der beiliegenden CD. Bevor du mit der Reise beginnst, schaffe dir wie besprochen einen ungestörten, rituellen Rahmen. Mache die Reise nur, wenn du ausreichend Zeit hast. Lege dir Zettel und Stift bereit. Zünde eine Kerze an, räuchere mit einem Räucherstoff, den du als angenehm empfindest, und überlege dir dann zunächst, warum du die Reise zu deinem inneren Heiler machst:

◇ Was willst du ihn fragen?
◇ Was ist das Ziel deiner Reise?
◇ Was soll sich verändern, nachdem du die Reise gemacht hast?

Je klarer du die Reise antrittst, desto klarer werden die Antworten und Erkenntnisse sein. Ich empfehle dir, vor der Reise den Heiligen Raum zu öffnen (S. 102 f.) und dich mit dem Brennnesseldeva zu schützen (S. 104).

Mache es dir bequem, am besten legst du dich hin und startest dann die CD mit der entsprechenden Reise. Folge einfach den Worten und lasse dich führen. Am Ende deiner Reise nimm dir noch etwas Zeit, lasse alles nachwirken, und schreibe dir auf, was du erfahren hast. Auf deiner Reise gibt es drei Zustände, in denen du deinen inneren Heiler vorfinden kannst.

Der innere Heiler in seiner Kraft

Wenn du deinem inneren Heiler gegenüberstehst, bitte ihn um Hilfe und Informationen bezüglich deiner Krankheit. Meistens arbeitet er gleich mit seinen Händen an dir oder er holt eine Medizin aus seiner Hütte, die du einnehmen sollst. Wahrscheinlich erteilt er dir auch Ratschläge in Bezug auf deine alltägliche Wirklichkeit. Es kann auch sein, dass er dir Heilpflanzen oder

Therapien verordnet, die du einnehmen beziehungsweise durchführen sollst. Besprich das bitte unbedingt auch mit deinem Heilpraktiker, Arzt oder Apotheker oder mit einem erfahrenen Schamanen, gerade wenn es um Heilpflanzen und Medikamente geht, die Nebenwirkungen haben können. Wenn du schulmedizinische Medikamente einnimmst, ändere nicht selbstständig verordnete Medikationen, sondern frage deinen Arzt.

Der schlafende innere Heiler

Wenn du deinen inneren Heiler schlafend vorfindest, ist das ein Hinweis darauf, dass du selbst ihm die Arbeit verboten hast, dass du selbst also den Heilungsprozess blockierst. Bitte in diesem Fall deinen Begleiter auf der geführten Reise um Informationen, warum das so ist und was du tun musst, um dir zu erlauben, wieder gesund zu werden. Du kannst auch versuchen, den inneren Heiler zu wecken, und ihn bitten, dass er seine Arbeit wieder aufnimmt.

Der nicht anwesende oder kranke innere Heiler

Ist dein innerer Heiler nicht anwesend oder zeigt er sich selbst in einem kranken Zustand, dann frage ihn zunächst, was du tun musst, damit er wieder in seine Kraft kommt und seine Arbeit tun kann. Hier kann es nötig sein, einen erfahrenen Schamanen aufzusuchen, der sich um deinen inneren Heiler kümmert und die Ursachen behandelt.

SCHAMANISCHE WEGE DER SELBSTHEILUNG

Im Schamanismus kennen wir eine Vielzahl von Wegen, auf denen wir zu unserer Heilung beitragen können. So haben etwa die Impulse, die wir im Medizinrad setzen können, häufig eine tief greifende Wirkung, insbesondere, wenn wir dabei die unterschiedlichen Ebenen berücksichtigen, die uns Menschen ausmachen.

HEILIMPULSE IM MEDIZINRAD

Wenn du ein Medizinrad gelegt und damit eine schamanische Diagnose gestellt hast (S. 106 ff.), gibt es eine sehr simple Technik, um einfache, aber hocheffektive Heilungsimpulse zu etzen. Unsere Seele enthält die gesamte Weisheit dieses Universums und auch alles Wissen und alle Energien, die für eine tief gehende Heilung notwendig sind.

Sorge dafür, dass du für die Dauer der Arbeit im Medizinrad ungestört bist. Zünde eine Kerze an und räuchere mit einer Räuchermischung, die du als angenehm empfindest und die zu deinem Thema passt. Richte deine Aufmerksamkeit nun auf deine Atmung und atme tief ein und aus. Wenn es dich entspannt, lass Meditationsmusik im Hintergrund laufen oder den Klang einer schamanischen Trommel, der dir dabei hilft, in den Zustand einer leichten Trance zu gelangen. Dann öffne den Heiligen Raum (S. 102 f.) und bitte den Brennnesseldeva um Unterstützung und Schutz für deine Arbeit (S. 104).

Gehe diesmal mit der klar formulierten Bitte in dein Medizinrad, dass dir der Punkt gezeigt wird, der den wichtigsten Heilimpuls für die Ursachen deiner Krankheit enthält.

1. **Schritt:** Stelle dich vor dein Medizinrad und atme ein paar Mal mit geschlossenen Augen tief ein und aus. Stelle dir innerlich die Frage: »Wo finde ich im Medizinrad den wichtigsten Heilimpuls für die Ursachen meiner Krankheit?« Verbinde dich mit deiner Intuition und deinem Herz und spüre in dich hinein, wohin es dich im Medizinrad zieht. Verlasse dich einfach auf dein Gefühl, und dann gehe genau an die Stelle im Medizinrad, an die es dich zieht. Wichtig ist, dass du dich nicht von deinem Ego und deinem Verstand ablenken lässt. Bleibe an dem Platz zunächst einfach stehen. Diesmal ist es nicht wichtig, wo genau du dich befindest. Atme tief in den Boden und stelle dir dabei vor, dass die heilende Energie aus der Erde in dich strömt und du diese Energie tief in dein Herz atmest.

2. **Schritt:** Gehe nun zu dem Stein, den du im inneren Kreis des Medizinrades für die Ursachen deiner Krankheit gelegt hast. Stelle dich genau über den Stein und gib über deine Atmung die heilende Energie, die du gerade aufgenommen hast, dort nach unten in den Boden ab. Stelle dir dabei vor, wie die innerseelischen Ursachen deiner Krankheit im Zusammentreffen mit der heilenden Energie in Lösung gehen und sich dort Harmonie, Frieden, Liebe und Gesundheit ausbreitet.

3. **Schritt:** Gehe nun zu dem Stein, den du im äußeren Kreis des Medizinrades für die Ursachen deiner Krankheit gelegt hast. Stelle dich genau über den Stein und gib über deine Atmung erneut die heilende Energie, die du vorhin aufgenommen hast, nach unten in den Boden ab. Stelle

dir dabei vor, wie die betroffenen Persönlichkeitsbereiche deiner Krankheit im Zusammentreffen mit der heilenden Energie in Lösung gehen und sich dort Harmonie, Frieden, Liebe und Gesundheit ausbreiten.

4. **Schritt:** Bedanke dich bei dir selbst, bei deiner Seele und bei allen unterstützenden Energien für die Heilarbeit und verlasse dann dein Medizinrad.

Tue diese Arbeit immer wieder, bis du das Gefühl hast, dass du im Medizinrad keine krank machenden Impulse mehr spüren kannst. Erst wenn du diese Arbeit komplett beendet hast, räuchere alle Steine deines Medizinrades. Falls du es wieder abbaust, dann gib die Steine, die du aus der Natur geholt hast, wieder achtungsvoll in die Natur zurück.

DIE VERSCHIEDENEN EBENEN DES MENSCHEN

Schamanen sehen den Menschen in seiner Komplexität und Einzigartigkeit. Die Aufgabe des Schamanen ist es, in dieses »multidimensionale System Mensch« einzutauchen, auf den verschiedensten Ebenen die Verletzungen, Blockaden und Energieungleichgewichte aufzuspüren und im Dialog mit der Seele, der Seelenweisheit und dem Wesen der Krankheit Heilungsimpulse zu setzen und Heilungswege zu finden. Dabei gilt es die unterschiedlichsten Ebenen zu berücksichtigen, von denen hier einige genannt werden:

◇ der materielle Körper
◇ der Emotionalkörper
◇ der Mentalkörper

◇ die Seele
◇ der Energiekörper
◇ die Persönlichkeit
◇ das Unbewusste und die Glaubenssätze
◇ die Vergangenheit
◇ die Ängste und die Zukunft
◇ die Beziehungen zur Herkunftsfamilie
◇ die Lebensaufgabe
◇ die vier Elemente
◇ die Urpolarität
◇ die Sieben-Jahres-Rhythmen

Je mehr Ebenen erfasst werden, desto stärker ist der Heilungsimpuls und desto größer ist die Wahrscheinlichkeit, im Erkennen der Ursachen an der Krankheit zu wachsen und einen Transformationsprozess in Gänze zu durchlaufen. Einige Möglichkeiten des schamanischen Heilens haben wir angesprochen. Wenn du über die Impulse in diesem Buch hinaus einen schamanischen Heilungsweg gehen willst, dann empfehle ich dir, dass du dir einen erfahrenen schamanischen Heiler in deiner Umgebung suchst, der dich auf deinem Weg mit schamanischen Seelenreisen, Medizinradarbeit, Ahnenaufstellungen usw. begleitet. Adressen findest du auch auf meiner Homepage.

Das Ziel besteht darin, wieder deine Mitte und dein inneres Gleichgewicht zu finden und frei von Blockaden und Energieverschiebungen zu sein. Es geht darum, dein ganzes System auf allen Ebenen wieder so weit zu harmonisieren, dass alle Kräfte frei fließen können. Daraus entstehen Gesundheit, Wohlbefinden, Glück und Zufriedenheit.

NACHWORT

Nun haben wir mögliche Krankheitsursachen aus der Sicht der Seele beleuchtet und Symptome und Krankheiten schamanisch gedeutet. Es sollte klar geworden sein, dass das Erkennen der tieferen innerseelischen Krankheitsursachen und die daraus resultierende Aufforderung zur Veränderung grundlegend für einen ganzheitlichen schamanischen Heilungsweg sind.

Vielleicht hast du bereits angefangen, deine eigenen Symptome und deine Krankheiten zu deuten und in ihrer seelischen Dimension zu erforschen. Je bereiter du bist, deinen Symptomen zuzuhören und in dich hineinzuhorchen, je mehr du dich der Liebe zu dir selbst öffnest und mit einer lebensbejahenden Einstellung unvoreingenommen deine Krankheit betrachtest, je weniger du dich in ein Geflecht der Ablehnung und des Kämpfens verstrickst, desto klarer wirst du den dahinter liegenden Sinn erkennen und die Krankheit annehmen können.

Ich wünsche dir Gesundheit, Erkenntnis, Zufriedenheit, Glück und ein langes, erfülltes Leben. Mögest du dem Weg deiner Seele und deiner Herzensabsicht folgen und die Botschaften deiner Symptome und deiner Krankheiten als den Ruf deiner Seele erkennen!

DANKSAGUNG

Ohne meine Klienten und Patienten, die mir ihre Lebens-, Leidens- und Krankheitsgeschichten erzählt haben, wäre weder dieses Buch noch ein anderes meiner schamanischen Bücher möglich gewesen. Eure Offenheit, euer Vertrauen und eure Suche nach den tief gehenden Ursachen eurer Krankheiten und Beschwerden hat mir immer wieder bestätigt, dass meine schamanischen Ansätze, Überlegungen und Modelle in der Praxis funktionieren und wir alle aus unserer Seelenweisheit heraus Lösungen für unsere Beschwerden und Probleme finden können. Vielen Dank dafür. Die Weisheit und Schönheit eurer Seelen berührt und inspiriert mich und zeigt mir immer neue Wege auf.

Ebenso bedanke ich mich beim GU-Verlag und seinen Mitarbeitern, insbesondere bei meiner Lektorin Anja Schmidt, die durch ihre Arbeit diesem Buch den Weg geebnet haben. Danke für die wundervolle, langjährige Zusammenarbeit.

Danke auch an Anne Nordmann für die angenehme, unkomplizierte, inspirierende und bereichernde Zusammenarbeit während des Lektorats.

Besonders bedanken möchte ich mich bei meiner Lebensgefährtin Birgitt, die alle Manuskripte von mir als Erste liest und korrigiert und die mich unermüdlich bei meiner Arbeit unterstützt. Vielen Dank, Du bist wundervoll.

BUCHEMPFEHLUNGEN UND ADRESSEN

Bücher von Stefan Limmer

Schamanische Seelenreisen
GU, München

Versöhnung mit den Ahnen
Arkana, München

Himmlisch lieben und göttlich vögeln
Arkana, München

Reinigung von Angst und Schuld
Arkana, München

Wunderwerk Zirbeldrüse
Momanda, Rosenheim

Die Macht der zwei Seelen in dir
Arkana, München

Bücher von anderen Autoren

Dahlke, Ruediger:
Krankheit als Sprache der Seele
Goldmann, München

Dethlefsen, Thorwald und
Dahlke, Ruediger:
Krankheit als Weg
Bassermann, München

Dethlefsen, Thorwald:
Schicksal als Chance
Goldmann, München

Dispenza, Joe:
Schöpfer der Wirklichkeit
Koha, Dorfen

Ingerman, Sandra:
Auf der Suche nach der verlorenen Seele
Heyne, München

Lipton, Bruce:
*Intelligente Zellen – Wie Erfahrungen
unsere Gene steuern*
Koha, Dorfen

Meyer, Hermann:
*Das Grundlagenwerk der psychologischen
Astrologie*
Trigon, Bugholz-Rehbrücke

Sheldrake, Rupert:
Das schöpferische Universum
Ullstein, Berlin

Villoldo, Alberto:
Seelenrückholung
Goldmann, München

Adressen

Bei Interesse an der Arbeit des Autors
und an den im Buch erwähnten
Kursen, Räucherstoffen und
Meditationen:
www.schamanenpfad.de

Hier findest du Informationen
zum Schamanismus, zu meiner
therapeutischen Arbeit, zu weiteren
Online-Kursen, Seminaren und zur
schamanischen Ausbildung.

www.gesundheit-kreativ.de
www.schamanentraum.de
Online-Shop für Räucherwerk und
Zubehör, sinnvolle Nahrungsergänzung
und Online-Kurse.

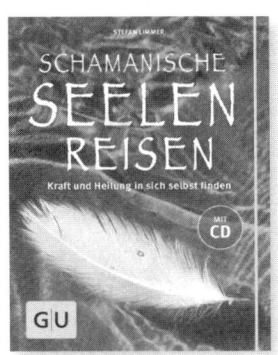
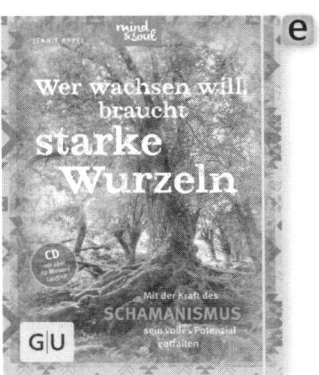
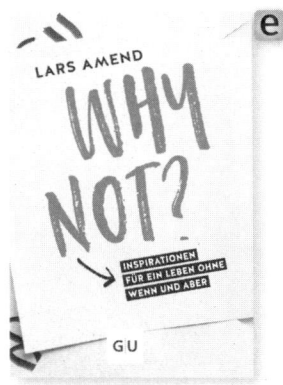
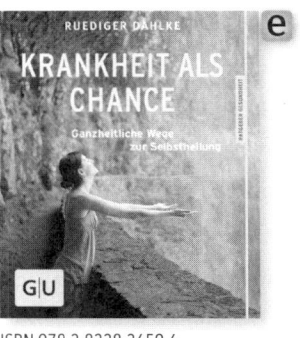

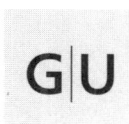

IMPRESSUM

© 2019 GRÄFE UND UNZER
VERLAG GmbH, München

Projektleitung: Anja Schmidt

Lektorat: Anne Nordmann

Layout & Umschlaggestaltung: independent Medien-Design, Horst Moser, München

Herstellung: Petra Roth

Satz: Uhl + Massopust, Aalen

Repro: Repro Ludwig, Zell am See

Druck und Bindung: C.H. Beck, Nördlingen

ISBN 978-3-8338-6860-3

1. Auflage 2019

Printed in Germany

Die **GU Homepage** finden Sie im Internet unter **www.gu.de**

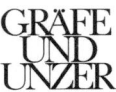

www.facebook.com/gu.verlag

GRÄFE
UND
UNZER

Ein Unternehmen der
GANSKE VERLAGSGRUPPE

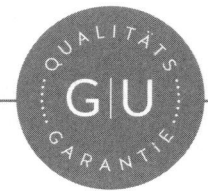

LIEBE LESERINNEN UND LESER,

wir wollen Ihnen mit diesem Buch Informationen und Anregungen geben, um Ihnen das Leben zu erleichtern oder Sie zu inspirieren, Neues auszuprobieren.

Wir achten bei der Erstellung unserer Bücher auf Aktualität und stellen höchste Ansprüche an Inhalt und Gestaltung. Alle Anleitungen und Rezepte werden von unseren Autoren, jeweils Experten auf ihren Gebieten, gewissenhaft erstellt und von unseren Redakteuren/innen mit größter Sorgfalt ausgewählt und geprüft. Haben wir Ihre Erwartungen erfüllt? Sind Sie mit diesem Buch und seinen Inhalten zufrieden? Haben Sie weitere Fragen zu diesem Thema? Wir freuen uns auf Ihre Rückmeldung, auf Lob, Kritik und Anregungen, damit wir für Sie immer besser werden können. Und wir freuen uns, wenn Sie diesen Titel weiterempfehlen, in Ihrem Freundeskreis oder bei Ihrem online-Kauf.

Sollten wir Ihre Erwartungen so gar nicht erfüllt haben, tauschen wir Ihnen Ihr Buch jederzeit gegen ein gleichwertiges zum gleichen oder ähnlichen Thema um.

KONTAKT
GRÄFE UND UNZER VERLAG
Leserservice
Postfach 86 03 13
81630 München
E-Mail: leserservice@graefe-und-unzer.de
Telefon: 00800 / 72 37 33 33*
Telefax: 00800 / 50 12 05 44*
Mo–Do: 9.00–17.00 Uhr
Fr: 9.00–16.00 Uhr (*gebührenfrei in D,A,CH)

Wichtiger Hinweis

Die Gedanken, Methoden und Anregungen in diesem Buch stellen die Meinung bzw. Erfahrung des Verfassers dar. Sie wurden vom Autor nach bestem Wissen erstellt und mit größtmöglicher Sorgfalt geprüft. Sie ersetzen jedoch nicht den Besuch eines Arztes oder Heilpraktikers und sind kein Ersatz für eine medizinische Diagnosestellung oder Therapie. Weder Autor noch Verlag können für eventuelle Nachteile oder Schäden, die aus den im Buch gegebenen praktischen Hinweisen resultieren, eine Haftung übernehmen.